神机 元气

先秦中医之道

张 东 著

中国出版集团

世界图书出版公司

西安 北京 上海 广州

图书在版编目(CIP)数据

元气神机：先秦中医之道/张东著. —西安：世界图书出版西安有限公司，2016.5（2019.11重印）

ISBN 978-7-5192-0987-2

Ⅰ.①元… Ⅱ.①张… Ⅲ.①中医学—医学思想—研究—先秦时代 Ⅳ.①R2-092

中国版本图书馆CIP数据核字（2016）第076427号

元气 神机：先秦中医之道

著　　者	张　东
策　　划	赵亚强
责任编辑	雷　丹　胡玉平
校　　对	王　冰　郭　茹
封面设计	诗风文化
出版发行	**世界图书出版西安有限公司**
地　　址	西安市北大街85号
邮　　编	710003
电　　话	029-87214941　87233647（市场营销部） 029-87235105（总编室）
传　　真	029-87279675
经　　销	全国各地新华书店
印　　刷	西安华新彩印有限责任公司
成品尺寸	170mm×210mm　1/16
印　　张	13.5
字　　数	200千
版　　次	2016年5月第1版　2019年11月第4次印刷
书　　号	ISBN 978-7-5192-0987-2
定　　价	38.00元

☆如有印装错误，请寄回本公司更换☆

序

一

21世纪初，中华民族优秀传统文化的传播，涌现出东学西渐与西学东渐并行，相互交织、渗透、融通的新潮流。孔孟仁学，人性的自觉；老庄重生，顺其自然，将以儒藏、道藏为载体远渡重洋而誉满全球。当今世界政治、军事、外交、经济的纷争似有愈演愈烈的趋势，其本源与文化冲突密切相关，其问难、破策、守善、理政皆在我"国学"之中。若论及中医药学具有科学与人文的双重属性，科学求真，人文求美，人们总是追求真善美而以美启真、以美储善、以美立命。这是中医原创的优势，更是中华民族美德的体现。医学不是纯粹的科学，医学离不开哲学，也离不开经验。中医学理论，上来源于老庄孔孟之学，下来源于实践经验的汇聚和升华，进而指导临床诊疗实践。中医药学以临床医学为核心，疗效体现学科的生命力。中医治学当溯本求源、古为今用，传承是基础，在传承的基础上创新。联想西医学近百年来靠器物与技术的进步而发展，然而多是淡化了人文关怀，自我感觉与患者的距离远了。近来有接受整体观的设计运用多组学、网络研究证候与方剂，容纳还原分析的成果，向中西整合医学方向探索，值得学界重视。

古往今来，贤哲名医均是熟谙经典、旁涉各家学说、厚积薄发，勤于临证、发皇古义而创立新说者。正所谓勤求古训、融汇新知，运用科学的临床思维方法，以显著的疗效诠释、求证前贤的理论，寓继承之中求创新发展。精读与研究老庄与孔孟学派原著，不仅于治学上溯灵素理论之根基的发挥至关重要，对于做人也需领会道德的箴言。所谓"儒家游方于内为入世，道家游方于外为出世"，学人若能秉承以出世的精神做入世的事业，则涤除一切的烦、畏，淡泊名利而读经修身，做到无为而治。

欣闻翁维良学长培育之高足张东博士新著，研究《道德经》《周易》和《黄帝内经》三部经典之理论维系与关联，确是一本论"理"佳作，十分难得。书中提出《道德经》的核心概念之一是无为，人体之元气无为而治，以元气无为而无不为阐释疾病与健康的关联。《周易》讲了让元气无为就是要让万物归于阴阳，让阴阳归于一。哲学以"一"为大数，而数学以"九"为大数；所谓"大曰逝，逝曰远，远曰返"应是"大一"与"小一"的循环往复，所以"天根"和"月窟"是先天与后天的返复，以"空而有"又"有而无。"《庄子》："天下有大美而不言，四时有明法而不议，万物有成理而不说"。这就是人类学历史本体论所讲的"人自然化"的最高境界，即执着人间又回向大地。关于人体脏腑气血运动有如太极图的诠解我亦赞同。但于宇宙自物体而论，太极可能是球体而非平面，为冲气所动后阴阳归一。当然宇宙及其规律尚不可知，但宇宙观与人类的世界观、人生观等相关联，如无尽星空天体观测、黑洞的发现、暗物质、反物质引起科技朝向的大变革。实体本体论与关系本体论的结合，重视宏观理论的发掘是不可或缺的重要研究方向。

翁维良学长是当代中医学家、中西医结合专家、中医临床家。先生最令人感佩的是虽已年逾"古稀"，仍数年不辞辛苦，作为中医中药科研项目监察的领军学者，敬业、公正、无私、奉献的精神实为我辈及后学的楷模。介绍推荐张东博士著作邀我作序，确实是对我的信任与勉励。当今提到科研方法学，多以现代科技研究中医方证，今张东则以回溯黄老孔孟之学，读灵素要旨，验之于临床，且有"归一饮"与"观复汤"之创新方解又有观察疗疾之效，显然也是一种中医研究的方法。如今，推广以中医自身理论的研究已不多见。冀望张东博士能"安危不贰其志，险夷不革其心"（唐·魏徵），走自己的路，嘉惠医林至哉幸哉。

中国工程院院士　　王永炎
中央文史研究馆馆员

乙未冬月

序
二

　　我是一名西医师，但我很喜欢中医。因为在我的工作中，确有不少西医药治不好的病用中医药治愈了。我认为，中西医间的整合是未来中国医学发展的出路所在，出息所在。

　　要谈中医，首先要学习中医。学中医不能一概与西医比较，有人甚至说中医不科学。其实中医，包括西医，可以说医学都要比其他自然科学复杂得多。我们不能用单纯的自然科学理论或标准来束缚医学的发展。同样，也不能完全用西医的理论体系或实践标准来束缚中医学的发展。因为中西医对人体的认识和解决问题的思路和方法是不同的，不同的不等于就是错误，因为中医经过中华民族几千年反复的实践验证，证明对人体的健康是有益的，对疾病的治疗是有效的。

要学中医，首先要学习中文。这里的中文不单指中国文字，而是泛指中国文化。中国文化博大精深、源远流长，中医的理论和实践是建立在中国传统文化基础之上，如果读不懂几千年传承下来的国学经典，不理解阴阳五行的真正含义，那就很难理解中医和中药，更谈不上对中医和中药的继承和创新了。

　　本书的显著特点是作者在反复通读《周易》《道德经》《黄帝内经》等典籍的基础上，将中国传统文化、中医药理论与实践、西医药理论与实践三者相互联系，去解读、分析乃至诠释临床上经常碰到的问题，即为何有时有理无效，而有时又有效无理；为何有时治了不愈，而有时又不治而愈。

　　这是一本富有整合医学理论与实践创意的书，医学中含有大量科学知识，但同时又含有大量不属于科学范畴，甚至比科学还要重要的知识。可以说，凡是与人体有关的一切学问都和医学有关，都可视之为医学知识。以人为整体，将其整合，有所取舍，形成新的医学知识体系，这就是整合医学（Holistic Integrative Medicine，HIM）。本书是将文化与医学进行整合的一次尝试，当然毕竟是开始，难达十全十美。但如此走下去，一定是有益的。我们不要去指责它是否完美，那样不公平。但我们可以为之提出建议，那是通向完美的助推器。

　　是为序。

中国工程院院士
中国工程院副院长　　樊代明
西京消化病医院院长

2016年3月

序

三

　　国学是国医的根。中医学（国医）深深扎根于中华传统文化（国学）这片沃土里，中医学与中国传统文化中儒、释、道的思想，一以贯之。太极乃一，是宇宙万物究竟之本源。故孔子名之曰"仁"，老子名之曰"道"，释迦牟尼名之曰"佛"。儒、道、释的最高境界在儒为圣贤、在道为神仙、在释为佛。儒家讲唯精唯一，道家讲抱朴守一，佛家讲万法归一。儒家的圣、道家的神、释家的佛，都是把握了宇宙究竟的本源，认识了宇宙人生的事实真相，亦即《周易》中之太极，亦即"道"，亦即"仁"，亦即"佛"，亦即"一"。一即太极，太极即一。易中之太极即是"一"，一生两仪，即性即相，即心即物，即空即色，即体即用；性为阴，相为阳；心为阴，物为阳；体为阴，用为阳；空为阴，色为阳。性相一如，心物一元，体用合一，空色不二，此即佛学不二法门，亦即周易阴阳合一为太极，是形而上的道体与形而下世界的和合，是物质与精神的统一。

他深明其理、深谙其道，用"归一饮""观复汤"治疗各种病症，取得了良好的疗效。张东博士经过深入研习和思考，寻找到《黄帝内经》的思想本源——《道德经》和《周易》。

张东博士的思想和吴见非先生不谋而合。吴见非先生认为太极图、河图、洛书是医学宗旨，是世界公理，也是中医的精粹所在。言乎道，则先天八卦图所示之阴阳，是生成天地的法则；言乎地，则河图所示之五行；言乎天，则洛书所示之八卦。地法天，五行之数应八卦之象；天法道，八卦之象应阴阳之理。吴见非先生在他著的《文明的对话》《龙图论医》两书中，处处都展示了《道德经》《周易》《黄帝内经》的智慧，说明《道德经》《周易》《黄帝内经》是中医学的基石。

张东博士正是践行《礼记·中庸》中"博学之，审问之，慎思之，明辨之，笃行之"的学问之道，经博学、审问、慎思、明辨，找到《黄帝内经》的思想本源——《道德经》和《周易》。又在临床实践中以"归一饮""观复汤"笃行之。

张东博士的学问之路可为中医人提供借鉴。

全国名老中医药专家

中国中医科学院西苑医院主任医师　　　麻　柔

2016年3月

写在前面的话

释　名

　　中医最重要的经典无疑是《黄帝内经》，《黄帝内经》包括《素问》与《灵枢》两部书。《素问》，最早注《素问》的全元起说："素者，本也。"《素问》其实是对本源问题的问与答。又素者，朴也。《说文》云"朴，木素也"，《道德经》第十九章亦云："见素抱朴，少私寡欲"。朴在《道德经》中是对道和一的称谓。《道德经》云："道常无，名朴，虽小，天下莫能臣。"后面正文中我们会看到，一，元也，元气也。所以《素问》是在医学领域中对道和元的询问。故本书取名"元气"，也意在医学领域对元气的探索与询问。

《灵枢》，灵，神也；枢，机也；灵枢，神机也。《易传》云："知几（机）其神乎……几者，动之微，吉（凶）之先见者也。君子见几而作，不俟终日。"《庄子》亦云："万物皆出于机，皆入于机。"机可通神，故名神机。《易传》云："阴阳不测之谓神。"阴阳不测者，元气之变化也。故《素问》《灵枢》乃为一体，二者同出而异名，正如《道德经》之道与德同出而异名。道是体，德是用；道为本体，德是道之用。同样，《黄帝内经》之《素问》是体、《灵枢》是用。本书亦是一体一用，元气为体，神机是用。

"探索先秦中医之道"，先秦是指秦朝建立之前的历史时代，经历了夏、商、西周，以及春秋、战国等历史阶段。先秦的思想和文化是中华文化的源头，深刻地影响着中国人的思维，其中以《周易》及春秋、战国之先秦诸子为代表的思想，更是先秦文化的一个巅峰。德国哲学家雅斯贝尔斯（Karl Jaspers），有一个很著名的命题——"轴心时代"，意指"一个对全部人类文化史具有控制意义、提挈意义和动力意义的年代"。他在1949年出版的《历史的起源与目标》中说：公元前800年至公元前200年之间，是人类文明的"轴心时代"，"轴心时代"发生的地区大概是在北纬30度，就是北纬25度至北纬35度之间。这段时期是人类文明精神的重大突破时期。在轴心时代里，各个文明都出现了伟大的精神导师，苏格拉底、柏拉图、释迦牟尼、孔子、老子，他们所创立的各自的思想体系，共同构成人类文明的精神基础，直到今天，人类仍然附着在这些基础之上。雅斯贝尔斯还说："直至今日，人类一直靠轴心时代所产生、思考和创造的一切而生存。每一次新的飞跃都会回顾这一时期，并被它重燃火焰。自那以后，情况就是这样。轴心期潜力的苏醒和对轴心期潜力的回忆，或曰复兴，总是提供了精神动力。"《周易》以及先秦诸子的思想正是轴心时代的经典，黄摩崖先生更是将先秦文化比作中华文明的头颅，春秋战国时代也一向被学者称为中国文化的黄金时代。这个时代产生了中医，并且产生了传奇般的医学家如扁鹊、医和、医缓等，这一时代的思想也是《黄帝内经》的思想之源。

一直以来，人们有个疑问，时代明明是在进步和发展，为什么中国古人这么崇古？以中医为例，《黄帝内经》《伤寒论》不是一般的中医经典，简直就是一个难以企及的高度并且成为后世医学思想的源泉。其实这和中国的传统思维方式是密切相关的，在《后记》中我谈到，中医和西医的本质区别不是用什么药，也不是输液或针灸，而是二者思维方式的区别。西方认识自然的方法是物我分离的认识方法，而中国古人了解自然的方式是要在意识上做到人与自然的合一即物我合一的认识方法，而这需要做到意识、行为上的无思、无为、无欲，正如《易传》所云："易无思也，无为也，寂然不动，感而遂通天下之故，非天下之至神，其孰能与此"。如此才能"感而遂通天下之故"，才能真正了解自然。而"非天下之至神，其孰能与此？"这只有少数圣人才能做到。而且还需要一个清静自然的环境。古代虽然生活条件差、物质匮乏，但也恰恰成就了这种清静、自然、少欲的生活环境，人们既然不能更多地求助于外物，则更多的会反观自心、自身。少数人如伏羲、周公、老子、庄子等可以使身心与自然相应，达到直接认识自然的目的，其对自然的认识也与西方物我分离的认识方法有所不同，古人的这种认识方法随着物质的发达也越来越为后世所不知和不能。后世物我分离的认识方法越来越成为主流，这种方法虽然发展迅速，但其本身也有很大的局限性，而物我合一的认识方法后世已无从认识和体验，但这种对自然的认识是本然的、无可替代的，这就是后世崇古的主要原因之一。而中国传统文化尤其是中医却恰恰是从此起源的。这种认识方法虽然不能轻易被复制，但古之圣人却留下文字和书籍惠及后人。我辈当如仲景所言——"勤求古训"，尤其是在先秦文化背景下的先秦中医更是我辈应该探求的，因为那也是中医之源。

如果《黄帝内经》是后世中医之源的话，那么先秦中医更是《黄帝内经》之源。但先秦中医业已失传，如何探求？好在古人告诉我们万物之理是相通的，只要明晓古人的世界观和思维方式就有迹可循。先秦中医是在先秦文化背景下产生的，它对于人体的看法必然和对待自然的看法是相通的，因为古人认为天人相应。因而先秦古籍、诸子百家、黄老之学、天文历法甚至甲骨文、考古发现等，都是我们应该学习的重要文献，我辈当溯源而上，以求中医之本。

北宋大儒张载有著名的横渠四句："为天地立心，为生民立命，为往圣继绝学，为万世开太平。"追溯先秦文化，探索先秦中医之道，为往圣继绝学，应是每一位有志于中医事业之士的责任。

缘 起

《黄帝内经》是中医经典中的经典，历代各家各派都以《黄帝内经》为宗，医圣张仲景也在《伤寒论》序中写道："撰用素问九卷。"但《黄帝内经》的学术思想来源是什么呢？为什么要问这个问题？因为《黄帝内经》中有许多为什么。比如五脏配六腑相配的原理是什么？五脏配五腑本可以正好，为什么要加上一个三焦？三焦还有名而无形。以后为了配三焦又加上一个心包，这样做到底有没有意义？有什么意义？我们知道太阳是三阳，阳气最盛，为什么要配寒水？如果说阴与阳要相配？那么为什么太阴与湿土相配？太阴是三阴，湿土也属阴。这些都需要回答脏腑相配的原理是什么？十二经相配的原理是什么？又如《黄帝内经》说"肝至悬绝，十八日死"，为什么？如果不明白《黄帝内经》背后的思想来源，这些问题很难解决。关于《黄帝内经》的研究大多停留在《黄帝内经》讲了什么，然后照着做就是了，而很少有探讨《黄帝内经》为什么这么写？这么写的原理是什么？这么写的意义是什么？

那么除此之外，探讨《黄帝内经》背后的原理还有什么更深的意义呢？我们知道《黄帝内经》是其以后医学思想的重要起源，但《黄帝内经》不是它以前医学的全部，可能只是其之前医学的一小部分，而这一小部分却对后世医学产生了如此大的影响，那《黄帝内经》前的那些失传的医学思想，如扁鹊、仓工等的医学思想，会不会产生更深的更大的影响呢？如今，这些医学思想大多已经失传了，我们无从寻找。但是这些失传的医学思想和《黄帝内经》却都有共同的思想来源，明白了《黄帝内经》的思想起源，就找到了这些失传的医学思想的线索。不明白《黄帝内经》的医学思想之源，只是被动的去做，而不明白为什么这样做，知其然而不知其所以然，就不可能真正的理解《黄帝内经》的含义，也不可能真正地做好。同样，不能真正地理解中医基本理论的本质就无法正确地评价它，就会各说各的理，例如有人说五行是糟粕、中医要废除等，中医现代化也会成为无水之源、无本之木。比如经络的研究，如果不理解古人说的经络的本质，就往往找不到正确的研究方向，如果研究方向都是错的，那怎么会有成果呢？例如《黄帝内经》中说脏腑与九窍相通，于是许多学者就用现代医学的方法去找依据，从神经、血管、激素、胚胎学或分子生物学的角度去找依据，这种思路对吗？《黄帝内经》还说九窍与九州相通，难道你还能找到九窍和九州的生物物理学的相关性吗？这些就是不明白古人说这话的真实含义所致，如果连古人说这句话的本义都不清楚，怎么去研究？即使研究出来一些似是而非的东西又有什么意义呢？

多年来，我一直力图去寻找中医的思想本源，尤其是《黄帝内经》的思想本源。《黄帝内经》的思想本源无疑和它的时代思想是相连的，而这一时代的思想来源又是什么呢？中医不是《黄帝内经》时代突然蹦出来的，而是经过长时间的文化积累、理论积累和经验积累逐渐形成的。但有一点是可以肯定的，《黄帝内经》受到了先秦文化和思想的影响，研究《黄帝内经》的思想起源绝不能跳过先秦文化这个大背景。我们从文献中也看到，《黄帝内经》不是先秦时代背景下所产生的唯一的医学思想，还有许多医学流派和医学思想可能早已失传，这些医学思想也许部分隐含在先秦古籍和《黄帝内经》中，而这就是本书所要关注的。

中医起源和发展的土壤是中国的传统文化，中国传统文化以儒、释、道为代表，除了佛教文化，道和儒都是中国本土的思想和文化，道家思想的原始经典和思想源泉是以老子的《道德经》为本；儒家的经典是六经。中国儒家学派创始人孔子晚年整理了《诗》《书》《礼》《易》《乐》《春秋》，后人称之为六经，而《周易》被奉为六经之首，是儒家思想中经典的经典。道家长于无为而出世，儒家则以中庸之道而入世，两种思想都深刻地影响了《黄帝内经》及后世中医的发展。

从《黄帝内经》托名黄帝可以看出其与老子道家思想的渊源。中国古代将黄帝和老子的学问并称为黄老之学，黄老之学始于战国而盛行于西汉。司马迁在《史记》里屡次提及黄老之学，《黄帝内经》就是黄老学派的著作之一。

《黄帝内经》的许多思想都继承了老子《道德经》的思想。例如，我们知道"无为"是《道德经》的核心思想之一。我们看《道德经》："是以圣人处无为之事，行不言之教。""道常无为而无不为。"

再看《素问·阴阳应象大论》："是以圣人为无为之事，乐恬憺之能，从欲快志于虚无之守。"

"朴"也是《道德经》重要概念之一，《道德经》云："道常无，名朴，虽小，天下莫能臣。""甘其食，美其服，安其居，乐其俗。邻国相望，鸡犬之声相闻，民至老死，不相往来。"

《素问·上古天真论》同样说："美其食，任其服，乐其俗，高下不相慕，其民故曰朴。"

《道德经》非常重视"一"，《道德经》云："天得一以清；地得一以宁；神得一以灵；谷得一以盈；侯得一以为天下正。"

《素问·玉机真藏论》说："揆度奇恒，道在于一。"

从中我们可以看出《道德经》是《黄帝内经》产生的思想源泉之一，《黄帝内经》继承了《道德经》的道家思想。

先秦时期已经出现了丰富的养生思想，如《行气铭》，据考为战国后期的作品，是我国现存最早的气功理论文物资料之一。

《行气铭》云："行气，深则蓄，蓄则伸，伸则下，下则定，定则固，固则萌，萌则长，长则退，退则天。天几春在上；地几春在下。顺则生；逆则死。"

《庄子》中亦有许多道家的养生思想。先秦的养生思想后来被道家丹道养生体系所继承，形成了独特的生命观，这种认识不但继承了黄老之学，而且发展出了一套完整的丹道养生体系，这一体系可以说是对先秦道家思想的直接传承，对于医学、健康、养生都有重要的贡献，可以说是和《黄帝内经》所继承的医学体系并列的一套养生体系，并且可以用于治疗疾病。可惜的是这套独特的思想体系历来只在道家丹道中隐秘传承。

同样，《周易》作为比《道德经》更古老的先秦典籍，其思想同样深刻地影响了《黄帝内经》，是《黄帝内经》思想体系的重要起源之一。

《黄帝内经》和道家的丹道养生都继承了老庄的道家思想和《周易》的思想，但二者后来却有着不同的发展方向。《黄帝内经》以后的医学发展了以《道德经》"三生万物"和《周易》"后天而奉天时"为主导的后天医学体系，而道家丹道养生则发展了以《道德经》"抱元守一"和《周易》"先天而天弗违"为根本的先天医学体系，二者可以并列称为中国传统医学的两大支柱，只不过由于两种医学体系的目的不同及历史原因，一个显于世，一个隐于世，隐于世者则少有人窥及。

本书将以《周易》《道德经》的思想为宗，回溯《黄帝内经》时代的思想之源，深入道家的养生思想，从中发展出一个"新"的医学思路，并将之应用于临床实践。其所谓的"新"，也许会更古老，因为在《黄帝内经》之前的时代，产生这种医学思想或许是水到渠成的，只是后来失传了而已。

从本书中，大家会逐渐理解要学好中医就必须懂得中国传统文化，懂得中国古人的思维方式，这是必要条件，非此不可。

需要说明的是，为了照顾到没有古文基础的读者，本书中古文部分予以适当的白话翻译，但有些语句，尤其是《道德经》的语言就像诗歌一样，似乎一经翻译，语言所传达的含义就变了味道，而且如果不能从通篇的角度去理解，只是表面上的逐字逐句翻译，反而会曲解其本意，或者只见树木不见森林，所以本书大多采取意译，有时候干脆不译，只就难解的字词予以注释，希望读者细读这些像诗歌一样的语句，反复读之，常常会回味无穷，而其义自现。

另外，本书适当采取倒叙的方法，先写出方剂和医案，读者循迹溯源，自然会看到理论和立法。

要　义

本书从《道德经》《周易》和《黄帝内经》三部经典中汲取营养，以为《道德经》和《周易》既谈论了天地之理，则人体之道亦在其中。《黄帝内经》："化不可代，时不可违"，这是《道德经》的思想；"谨守其气，无使倾移……必养必和，待其来复"，这是《周易》的思想，笔者谨依此旨，为是书。

《道德经》的核心概念之一是无为，治病之根本也应该是让人体之元气无为而治。现代医学是以疾病为中心，寻找疾病，然后祛除它。而本书的观点是人体从不健康到恢复健康，是元气从受损到恢复的过程，恢复健康就是恢复元气无为的状态，元气无为而无不为，人体才能真正健康，健康恢复了，疾病就自然祛除了。故《孙子兵法·谋攻篇》说："是故百战百胜，非善之善者也；不战而屈人之兵，善之善者也。"况且现代医学对于疾病远不能百战百胜，而本书之方法意在不战而屈人之兵，不治病而病自除。

《周易》和《道德经》及道家丹道养生思想中隐藏了让元气恢复无为的方法。"道生一，一生二，二生三，三生万物"，一为元气，二是阴阳，人体的脏腑气血可以比喻为人体的万物。要想让人体元气无为就要让人体的"万物"归于一，归于一才能使元气无为，这个过程道家称为后天返先天。《周易》认为后天返先天的关键在复卦和姤卦，宋·邵雍称之为"天根"和"月窟"。

人体脏腑气血的运动如太极图，阴阳左升右降形成圆，左升为阳、为生发，右降为阴、为收藏，生发之气和收藏之气"冲气以为和"就形成了这个圆的圆心。而这里有两个"机"，即关键点，一个是气化圆运动中阳的起点，即生发之气的起点，道家称之为"天根"，应于天时是冬至一阳生之点；一个是气化圆运动中阴的起点，即收藏之气的起点，道家称之为"月窟"，应于天时是夏至一阴生之点。天根、月窟这两个点就是人体气化圆运动之机，也是后天元气之机，是关键点。

笔者从圆心、天根、月窟此三点立足，依阴阳归一之理，立两个方剂，一是归一饮，一是观复汤。

归一饮脱胎于四逆汤，以制附子为臣，从一阳初动处启动生长之机，令生长之气修复；以炙甘草为君药，以甘草的至中和之性接引生发之气归入圆心，干姜连接附子与甘草，为之佐使。此方立足于天根与圆心，启动生长之机，令生长之气和收藏之气冲气相和，和于圆心。

观复汤脱胎于理中丸，以红参为臣，从夏至一阴生处启动收藏之机，令收藏之气修复；同样炙甘草是君药，接引收藏之气归入圆心；干姜、白术连接红参和炙甘草，为佐使。此方立足于月窟处，启动收藏之机，令收藏之气和生长之气相和于圆心。《黄帝内经》云："谨守其气，无使倾移"，这两个方子谨守阴阳之机，令阴阳相和，元气自然修复，元气无为而无不为，不治病而病自除。两方的目的是令生长之气与收藏之气相和，阴阳冲和而元气复，元气复则疾病祛。

本书医案源于笔者和学生，包括多种疾病，所附医案尽量病种不重复。

本书试图通过深入挖掘中国传统文化探索中医之源，而一旦找到了中医的源头活水，就可以在中国传统文化的土壤中产生新的思想，使中医更有生命力。

全国名老中医药专家学术继承人

张 东

中国中医科学院西苑医院心血管科主任医师

2016年4月

目录

上编

方与案

《凡物流行》：
是故有一，天下无不有；
无一，天下亦无一有。

《道德经》：
万物并作，吾以观其复。

第一章 归一与观复

"归一"源于《道德经》之"抱一"：

　　载营魄抱一，能无离乎？
　　是以圣人抱一为天下式。

归一即抱一，意在归于一元。
"观复"也源于《道德经》：

　　万物并作，吾以观其复。夫物芸芸，各复归于其根。归根曰静，静
曰复命，复命曰常，知常曰明。

观复，意在观本复元，复命者也。

本书将归一、观复用作两个重要方剂的名称，即归一饮、观复汤。而这不仅是方剂名称而已，更重要的是这两个词所蕴含的思想。

第一节 四逆汤真义

归一饮脱胎于四逆汤，要想明白归一饮我们得先看懂四逆汤。

> 四逆汤方药组成：
> 甘草二两（炙）　干姜一两半　附子一枚（生用，去皮，破八片）
> 上三味，以水三升，煮取一升二合，去滓，分温再服。强人可大制附子一枚，干姜三两。

《伤寒论》中的四逆汤回阳救逆，主治少阴病阴寒内盛证。首先一个问题是四逆汤为什么能回阳救逆？

我们看看《伤寒论》中关于四逆汤的所有条文：

> 伤寒，医下之，续得下利清谷不止，身疼痛者，急当救里；后身疼痛，清便自调者，急当救表。救里，宜四逆汤；救表，宜桂枝汤。（91）
> 病发热，头痛，脉反沉，若不瘥，身体疼痛，当救其里，宜四逆汤。（92）
> 脉浮而迟，表热里寒，下利清谷者，四逆汤主之。（225）
> 自利，不渴者，属太阴，以其脏有寒故也，当温之，宜服四逆辈。（277）
> 少阴病，脉沉者，急温之，宜四逆汤。（323）
> 大汗出，热不去，内拘急，四肢疼，又下利、厥逆而恶寒者，四逆汤主之。（353）

大汗，若大下利而厥冷者，四逆汤主之。（354）

下利，腹胀满，身体疼痛者，先温其里，乃攻其表。温里，宜四逆汤；攻表，宜桂枝汤。（372）

呕而脉弱，小便复利，身有微热，见厥者难治，四逆汤主之。（377）

吐利，汗出，发热，恶寒，四肢拘急，手足厥冷者，四逆汤主之。（388）

既吐且利，小便复利而大汗出，下利清谷，内寒外热，脉微欲绝者，四逆汤主之。（389）

我们看到，11条中只有两条没有提到"下利"和"厥"，有关四逆汤的条文中出现最多的症状就是"四肢厥冷"和"下利"了。但我们知道下利和四肢厥冷均与脾直接相关。如《素问·太阴阳明论二十三》："四肢皆秉气于胃，而不得至经，必因于脾，乃得禀也。"《医学衷中参西录》说："方名四逆者，诚以脾主四肢，脾胃虚寒者，其四肢常觉逆冷，服此药后，而四肢之厥逆可回也。"四肢厥冷、下利的直接原因是脾胃虚寒，所以《伤寒论》太阴篇说："自利，不渴者，属太阴，以其脏有寒故也。当温之，宜四逆辈。"注意"属太阴"——"宜四逆辈"。但是《伤寒论》中的四逆汤确实是治疗少阴病的，四逆汤回阳救逆，主治少阴病阴寒内盛、阳气欲脱。那为什么少阴病四逆汤证会出现脾胃虚寒的症状呢？而且几乎是四逆汤证的必有症状。其实，下利和四肢厥冷不只是说明少阴寒盛导致脾胃虚寒这么简单。

我们知道少阴病阴寒盛或者虚寒重时，常多死证，那么为什么死证之前、阳气欲脱时常常会出现四肢厥冷、下利这些脾胃虚寒的表现呢？从后文的叙述中我们就会知道，脾胃是后天圆运动的次级圆心，紧邻终极圆心，阳气欲脱时出现四肢厥冷恰恰象征着次级圆心的崩溃，也预示着终极圆心将要崩溃，最后预示着圆运动的崩溃。脾胃虽然不是后天圆运动的终极圆心，但它是圆运动的准圆心，或次级圆心，是终极圆心的外化表现之一。下利和四肢厥冷是脾胃这个圆心崩溃的表现，也是圆运动终极圆心崩溃的前奏。圆心一溃败，整个圆运动就溃败了，圆运动不存在了，出入废则神机化灭，升降息则气立孤危，阴阳将离决，故仲景遇此证常曰"不治"。

但发生在四逆汤证的圆心崩溃又有其特殊性，我们知道肾阳正是一阳初动处的天根（下编述），是圆运动的起点，也是连接圆心的关键点，如果这个点不能起始了，圆运动就不能进行下去了，因此当务之急是急救天根，但根本目的是为了救圆心，所以四逆汤不只是救肾阳以救脾阳这么简单，而是在于救圆心，救圆运动，救升降出入之机，这才是四逆汤的深意、真正的回阳救逆。

四逆汤里三味药：炙甘草、干姜、生附子，按汉代一两为今天的15.625g计算，方剂如下：炙甘草32g、干姜24g、生附子约15g，其中炙甘草的量最大。

我们知道圆心有至中和之性（下编述），因此要有至中和之性的中药才能与之相合，中药之中大概只有甘草了。

元气神机：先秦中医之道

006

> 甘草，盖甘之味有升降浮沉，可上可下，可内可外，有和有缓，有补有泄，居中之道尽矣。（《汤液本草》）
>
> 甘草，味至甘，得中和之性。（《本草正》）
>
> 甘草，备冲和之正味，秉淳厚之良资，入金木两家之界，归水火二气之间，培植中州，养育四旁，交媾精神之妙药，调济气血之灵丹。（《长沙药解》）
>
> 弘景曰：此草最为众药之主。甄权曰：诸药中甘草为君，治七十二种乳石毒，解一千二百般草木毒，调和众药有功，故有国老之号。（《本草纲目》）

李时珍自注说：

> 甘草外赤中黄，色兼坤离；味浓气薄，资全土德。协和群品，有元老之功；普治百邪，得王道之化。赞帝力而人不知，敛神功而己不与，可谓药中之良相也。

这里"赞帝力而人不知，敛神功而己不与"与《道德经》说的"是以圣人处无为之事，行不言之教。万物作焉而弗始，生而弗有，为而弗恃，功成而弗居"的含义相同，正是元气的无为之性。因此，相对而言甘草最接近元气的特性，当然只能是后天元气。

很多人认为甘草入脾胃，唯独时珍说甘草"通入手足十二经"。如果从这个角度就很好理解了。

甘草的中和之性是最接近圆心，以之为君，是直入圆心之意。而附子、干姜都以炙甘草为中心，也就是以圆运动的圆心为中心。干姜，入脾胃中焦，其性守而不走，其性近甘草，故上接炙甘草。但干姜味辛，与附子同性，故下连附子。所以干姜是甘草和附子的相连之药，作为佐使。生附子在四逆汤中祛寒邪，通肾阳，使生长之机得复，然后再和甘草归入圆心，使圆心稳固，圆运动得以循环，如此则救逆成功，此为四逆汤的真义。

第二节 归一饮

> 归一饮方药组成：
> 炙甘草12g 干姜9g 制附子6g （或者炙甘草20g 干姜15g 制附子10g）
> 水煎服。根据制附子的品质，选择先煎20~60分钟，或者更长。归一饮中的炙甘草也可用大枣代替。

归一饮脱胎于四逆汤，把四逆汤中的生附子换为制附子，这时就已经不能再称其为四逆汤了，因为它的主要作用不只是回阳救逆了。本质上讲生附子和制附子的作用并不完全一样。仲景凡取回阳救逆之功则用生附子，如四逆汤、通脉四逆汤、白通汤、茯苓四逆汤、干姜附子汤等；而制附子则多用于温阳补肾、温经逐湿，如真武汤、附子汤、桂枝附子汤等。从中药炮制上讲，一般是熟品偏补，生品偏泻；生品多偏发散，熟品多偏固敛。如生地黄和熟地黄，《本草纲目》说："地黄，生则大寒而凉血，血热者需用之；熟则微温而补肾，血衰者需用之。"再如生甘草和炙甘草、生白术和炒白术、生白芍和炒白芍等。因此相对于生附子，制附子多有固阳、摄阳之功，这也是后世用之引火归元的原因之一。而即使是制附子，因其剂量不同，用意也不同，如温经逐湿多用 2 枚甚至 3 枚，如附子汤、桂枝附子汤；温阳补肾多用 1 枚，如真武汤、桂枝加附子汤，这是少火生气之意。

按李可老先生的经验，生附子的药效是制附子的2~3倍，即生附子1枚15~20g，相当于制附子40~60g，这也是李可老先生用大剂量制附子的理论基础之一，因此要起到《伤寒论》四逆汤祛少阴阴寒、回阳救逆的作用，其配比则为制附子40~60g、干姜24g、炙甘草32g，（按汉代的一两等于现代的15.625g计算）这时制附子反而剂量最大，而归一饮中制附子的剂量却是最小的，这说明两个方剂的用意是不同的。

归一饮将四逆汤的生附子换成了制附子，且用小量，用意不在祛寒邪，而正是取少火生气之意，而且制附子辛散中又有固敛之意。少火生气不只是为了补肾阳，更是为了修复圆心，修复圆心不只是恢复脾胃之气，而是为了修复后天元气（下编详述）。因此归一饮是以炙甘草为君药，剂量最大；干姜连接制附子和甘草，即连接天根与圆心，虽为佐使，但其作用不可或缺；制附子少火生气，启动生长之机，是为臣。黄元御、郑钦安也谈到四逆汤和附子，但多从五行中火与土的关系论述，没有从圆运动的角度来阐述，似乎还隔着一层。（见图一）

《黄帝内经》说："少火生气，壮火食气。"如果想要扶正，那就一定是少火，是温煦之火，一定不是燥烈之火，所以制附子的量最少。我们做个比喻，甘草入中焦脾胃，就好像锅里边的食物，制附子相当于火，要把锅里的食物煮熟，少火就像煲汤或小火慢炖，这与大火快煎出来的效果是不一样的，如果你想把食物里面的精华充分释放出来，并让这些物质充分溶解并产生化合作用必须是小火，经过长时间的煎煮，才能达到效果。我们知道在我国南方，煲

图 一
归一饮

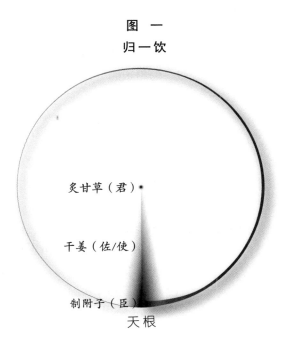

炙甘草（君）

干姜（佐/使）

制附子（臣）

天根

汤常常要花七八个小时，最终做出来的味道是不一样的。同样是一锅汤，如果你把火加到最大可能汤很快就开了，但是它析出的成分及程度肯定是不一样的。再举个例子，比如煮牛奶，因为着急把火开得特别大，锅边儿都糊了，中间的牛奶还没熟。煲汤就像少火，急火猛煎就像壮火。

归一饮将四逆汤的生附子换成制附子，且用小量，取少火生气之意，使一阳初动。炙甘草的用量最大，是引入圆心之药。干姜兼有守和散两方面的功能，它连接制附子与甘草，是甘草和制附子之间的枢纽。如果将制附子比喻为燃气罐，那么干姜就像燃气灶的阀门，可以调节制附子的"火力"，比如说制附子都是10g，干姜的用量比较多，那附子的"火力"就会迅速释放，干姜用得少，附子的"火力"就释放得慢。比如制附子10g、干姜10g、甘草20g是一个剂量；制附子10g、干姜15g、甘草20g又是另一个剂量。到了通脉四逆汤，就成了制附子10g、干姜20g、甘草15g，干姜直接把附子的"火力"开到最大，这是为了祛邪，因为干姜的剂量一旦超过甘草，它就没有温煦的作用了，而是偏于祛邪了。干姜决定了在单位时间内附子能力的发挥。所以干姜的量越大，制附子的力量发挥得越快越强。如果附子有十分的力量，那归一饮可能让这个十分的力量，分10天发挥出来，就像药品的缓释技术，让药性一点一点地释放；如果笔者想要30分钟之内就把附子的力量都发挥出来，干姜的剂量就要适度增大。所以说干姜虽是佐使，但却是枢纽，不可或缺。《伤寒论》里面的方子，有附子配干姜，有干姜配甘草，没有附子直接配甘草的，因为附子直接配甘草，就缺少了中间的连接。

归一饮中的炙甘草也可以用大枣代替，但以炙甘草为佳。

大枣，味也是极甘，《黄帝内经》列为五果之一，被称为脾之果。大枣也如甘草一样：

外赤中黄，色兼坤离。（《本草备要》）
和百药毒。（孟诜）
助十二经，和百药。（《本经》）

和阴阳，调营卫。（《珍珠囊》）

大枣外皮色红，入心，为离卦；但大枣又是果实，质地沉，入肾，为坎卦；但其肉色黄，属土，入中焦。所以，大枣融会心肾，交通坎离，而使之入于中焦，独有其功。且大枣色赤属阳，多汁属阴，阴阳相合，正合中之意。因此，大枣可以是炙甘草后的一个备选。

第三节　观复汤

"观复"一词来源于《道德经》：

> 万物并作，吾以观其复。夫物芸芸，各复归于其根。归根曰静，静曰复命，复命曰常，知常曰明。

这句话总的意思是说，当万物欣欣向荣、繁荣兴盛的时候，有道之人却独观其复，此复不是《周易》中复卦之阳气来复之复，复卦之复是阴盛之极，阴尽阳生，阳气来复；此复是正当万物并作兴盛之时，观察万物兴盛的根本。所以说复者"复归于其根"也。其根者何？"归根曰静"，静为动之根，静使生命得以恢复，恢复才能长久，才能生生不息，所以说"复命曰常"，知道这个道理的才能称作"明"，所以说"知常曰明"。观复汤取归根复命之意，在万物兴荣，乃至阳盛、阳亢之时使之归根。

而这个归根的时机，道家称之为月窟。

观复汤脱胎于《伤寒论》的理中汤（丸），在《金匮要略》称为人参汤。我们先看看原文：

> 霍乱，头痛发热，身疼痛，热多欲饮水者，五苓散主之；寒多不用水者，理中丸主之。（386）

大病差后，喜唾，久不了了，胸上有寒，当以丸药温之，宜理中丸。（396）

胸痹心中痞，留气结在胸，胸满，胁下逆抢心，枳实薤白桂枝汤主之，人参汤亦主之。（《金匮要略·胸痹心痛短气病脉证治第九》）

理中丸方：

人参、干姜、甘草（炙）、白术各三两。

上四味，捣筛，蜜和为丸，如鸡子黄许大。以沸汤数合，和一丸，研碎，温服之，日三四，夜二服。腹中未热，益至三四丸，然不及汤。汤法，以四物依两数切，用水八升，煮取三升，去滓，温服一升，日三服。

理中丸"理中焦也"，主治太阴虚寒，功在温中祛寒、补气健脾。

张仲景的理中丸或人参汤所用之人参今已不存在，后世或用东北人参或用党参代之，但党参与东北人参本不是一科，党参为桔梗科，而东北人参，俗称人参，却是五加科，党参健脾胃、补中气，但补益之力弱于人参。后世《神农本草经》记载人参"补五脏、安精神、定魂魄"，党参多无此功。而在五加科的人参中，后世所用也不尽相同，或用生晒参或用红参。人参从地里挖出洗净晒干后称为生晒参或白参；人参经热水蒸煮2-3个小时后取出晒干称为红参。所以生晒参和红参相比，一个是生品，一个是熟品，如前所述，中药炮制熟品偏补，生品偏泻，生品多偏发散，熟品多偏固敛，所以两者不尽相同。

观复汤则改理中汤的上党人参为今之红参，且炙甘草用量最大，组方如下：

炙甘草12~15g　红参10g　炒白术10g　干姜10g　（方中炙甘草也可用大枣代替）

之所以不称为理中汤，是因为观复汤的立意已与理中汤不同。

先看观复汤中的红参，《神农本草经》记载："人参，味甘微寒。主补五脏，安精神，定魂魄，止惊悸，除邪气，明目，开心，益智，久服轻身延年。"精神、魂魄、惊、悸、心、智，都说明人参可入心，并且有安、定、止的作用，说明人参不但益气还有固敛之性，可以固敛心气，所以《本草正义》云："辽参禀性向阴，味甘而微苦……脱血、脱汗、失精家宜之，固也。"《珍珠囊》谓其"泻心火"，并非真的是泻火药，盖人参味甘微苦，甘补而苦入心，苦主降，人参味苦而降，其性收固，心气不外浮，心火自敛，但这个火是虚火非实火也。而红参尤甚之，红参色红，红入心，红参蒸熟之后，补敛之性更强，所以观复汤里用红参。《医学启源》谓人参"补元气"。元气不是可以无中生有，也不是可以由药物补充，补元气乃是先固敛耗散之元气，使之入于中焦，促进脾胃运化，元气自生。促进脾胃运化的还有一味药就是白术，《本草通玄》云："白术，补脾胃之药，更无出其右者。"《本草求真》称之为"脾脏补气第一要药也"，同时白术也有苦降之意。干姜温中，有守中之意，辛散之中有固守，也是敛意。干姜使观复汤静中有动。炙甘草是君药，同归一饮一样是引群药归入圆心的君药，所以剂量最大。

红参收敛上焦心气，苦降虚火，正是仿夏至一阴生，令阳气收敛之意，以炙甘草将阳气收入脾胃中焦，白术、干姜运化之。将亢龙有悔之阳收回，使阴与阳和，阴阳冲和，元气自复，故名观复汤。（见图二）

图 二
观复汤

月窟

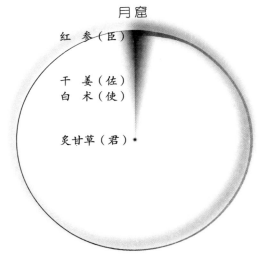

红 参（臣）

干 姜（佐）
白 术（使）

灸甘草（君）

第二章 作者医案

凡例：凡医案中（包括学生医案）的制附子，如果没有特殊标明的，均是视情况先煎20~60分钟，由于各地、各个厂家的制附子质量参差不齐，所以先煎时间视具体情况由医生决定。另外，由于有的地方制附子含胆巴过多，有时候会有消化道刺激症状或胃部不适，建议反复漂洗。

本书所述之医案，除了第一例由于较为少见为个案，其余皆非个案，而是均有不同数量的医案，尤其是心血管疾病，只是限于篇幅原因，挑选更有意义的医案选入本书。所谓更有意义，多是指应用本书之法时可能会碰到的问题，希望能依其例而示其法，故入选本书。

心力衰竭、心肌致密化不全案

孙某某，男，53岁，于2011年6月20日就诊。患者2010年9月因气短、乏力在中国医学科学院阜外心血管医院就诊，诊断：左室心肌致密化不全，二尖瓣中度关闭不全，肺动脉高压，心脏扩大，心力衰竭，心功能Ⅲ级；主动脉无菌性赘生物；冠状动脉粥样硬化；外周动脉粥样硬化，双侧颈动脉狭窄，双侧桡动脉狭窄，双下肢动脉硬化狭窄、闭塞；2型糖尿病，糖尿病周围神经病变，糖尿病视网膜病变，糖尿病肾病。

查超声心动图：心脏增大，以左房室增大为主，左室心尖部肌小梁间可探及深陷的隐窝，致密层心肌较薄，收缩期非致密层与致密层心肌厚度之比约2：1；左心室室壁运动幅度及收缩增厚率普遍减低。射血分数：32%，二尖瓣中量返流。心脏MRI：左房饱满，左室增大，左室心尖部及其邻近游离壁可见栅栏状改变，范围相对较局限，但游离壁非致密化心肌厚度与致密化心肌厚度之比大于2.5；左室室壁收缩运动弥漫性减弱，左室射血分数：27%，二尖瓣中量返流。

患者2008年曾因全身动脉硬化，在髂动脉、双侧锁骨下动脉放置支架，糖尿病病史10年，目前应用胰岛素治疗，血糖控制在空腹7.5mol/L，餐后10mmol/L左右，糖化血红蛋白8.4%，否认有高血压病史。患者又经多方中医治疗，或补气活血，或温阳利水，或活血利水，或益气养阴，或攻补兼施，疗效均不满意。患者目前服用阿司匹林、波立维、西洛他唑、美托洛尔、呋塞米、氯化钾缓释片等药物。患者形体偏瘦，主诉气短、乏力、双下肢轻度水肿，面色灰暗，大便偏稀，小便少，食欲缺乏，脉沉细弱涩，尺尤甚，舌质淡暗，舌苔水滑，舌体胖有齿痕。

🔅 患者心力衰竭、心肌致密化不全，伴有多处动脉硬化及闭塞，糖尿病多年，病情复杂。心主血脉，患者全身多处动脉硬化，为血脉不通。血脉不通源于心气心阳不足，而心气心阳不足又源于命门之气不足。治疗当以温煦命门之火为主，兼以温心阳，通血脉。但此患者命门之火不足已经导致五脏六腑气血失衡，脏腑之间相互牵连，牵一发而动全身，治疗时不可不查。

病机分析：从舌脉分析，患者病机之根本在于生长之气不足，圆运动扭曲、偏斜，圆心偏移，元气失和，进而圆运动整体变小，元气不但失和而且整体不足。治疗仍应当以扶助生长之气为契机，使生长与收藏之气相和，让圆运动恢复平衡，圆运动运行和谐，这样元气才能一点一点增长，进而修复心肌，达到治病的目的。病机分标本，其本如此，其标则为元气不能周流，经络脉道瘀阻，水液代谢失常，水瘀互结。

治则治法：从天根处，助生长之机，修复生长之气，先使圆运动复和，再使元气逐渐增长；兼治其标，与活血利水。

处方：归一饮加减
制附子10g 干姜15g 大枣20g 泽兰10g 泽泻10g （28剂，水煎服）

二诊：2012年7月22日复诊，患者服药后水肿消失，气短、乏力稍有减轻，舌脉没有明显的变化。患者水肿已消，继续应用原方加强活血化瘀以治其标。

处方：归一饮加减
制附子10g 干姜15g 大枣20g 三棱10g 莪术10g （28剂，水煎服）

三诊：2012年8月23日复诊，患者气短、乏力明显减轻，水肿已愈，面色好转，大小便已正常，纳可，脉沉细，舌质淡暗，舌苔薄白，舌体胖有齿痕。

处方：归一饮加减
制附子10g 干姜15g 大枣20g 三棱10g 莪术10g （28剂，水煎服）

按 患者服用此方将近一年半，期间偶有根据脉象应用观复汤治疗，大多时候应用归一饮治疗，时有加减，或用泽泻、泽兰，或用三棱、莪术，或用牛膝、丹参。患者临床症状明显改善，2013年10月于中国人民解放军第二炮兵总医院复查心脏超声显示：心房心室大小正常，心脏射血分数58%。乏力、气短、水肿症状基本消失。可以参加日常工作及慢跑等运动。

患者后来心脏情况一直稳定，但2014年因为脑血管血栓栓塞出现右侧下肢肢体活动不利，后又找笔者治疗，仍以归一饮加减治疗，肢体活动不利，也恢复约90%。

随诊：2015年4月29日于中国人民解放军第二炮兵总医院复查心脏超声，心房心室大小正常，左室舒张功能减低，未见明确室壁节段性运动异常，心脏射血分数67%。没有任何心脏不适的症状。

小儿反复发热案

杨某某，女，4岁半，患儿于2012年5月14日就诊，患儿3岁多的时候在海边玩水后感冒发烧，后服用西药退烧药后退烧。但自此经常感冒、咳嗽、发烧，服用中西药后退烧止咳，但感冒发烧却越来越频繁，而且伴随着体质下降，出现面色萎黄、食欲下降、容易疲倦、精力不够、注意力不容易集中、经常烦躁、脾气大等症状。此次感冒因为受寒，出现咳嗽、咳痰、痰黄而少、难咳、发热、出汗不多、体温39.8℃，小孩说不出是不是怕冷，但穿的衣服比一般的孩子稍厚一些，服用西药退烧药后体温会降一些，但随后又升高，患者面色萎黄、经常便秘、食欲缺乏、没精神、脉弦细紧数、舌红苔薄黄微腻。

🈯 患者一次感冒以后，虽然经过治疗但之后反复出现感冒发热，而且感冒频率越来越高，伴随着体质下降，这是因为患者第一次及之后的治疗没有经过正确治疗，也就是没有彻底去除病因。前面我们说过，中医治疗要有整体观，病邪应该彻底祛除，而这位小患者每次治疗都没有把病邪从体内彻底祛除，而是将病邪压回体内。这就像垃圾，没有被清除而是被填埋了，将病邪和正气交战的战场从体表转移到了体内，而不是将垃圾彻底清除，所以患者会出现面色萎黄、便溏、食欲缺乏，没精神等症状。还好由于患者尚有一定的抵抗力，没有出现变证和坏证。其实患者每一次的感冒发烧，一方面是由于正气受伤，抵抗力下降，再次受邪，另一方面也是正气每次都努力将邪气驱除到体表，试图将其驱除体外，于是正邪交争在体表，这也是患者反复发热的原因之一，可惜每次都未得到正确治疗。

从患者脉证分析，患者所受为风寒，邪气郁于表而不能出，由于没有得到正确治疗，邪气已经伤及体内正气，体内正气受损，故而出现面色萎黄、便溏、食欲缺乏、没精神、注意力不集中、爱发脾气等症状，患者这些症状主要是脾胃受伤的表现。脾胃属土，土虚则风盛，风主动，所以患者会出现注意力不集中的症状，许多患者的小儿多动症也是这个机理；风动则肝气盛，肝主怒，所以俗语把易怒称为"发脾气"是有道理的。《金匮要略》所说的"见肝之病，知肝传脾，当先实脾"正是此意。

病机分析：患者脉弦紧，此为生长之气受抑制。生长之气与收藏之气不能充分相和，气化之圆失去正圆之象，元气不得调达，抵抗力下降，所以治疗当以修复生长之气为主。

治则治法：从天根处修复生长之气，生长之气得复，元气和，自然驱邪外出，而体内正气自然也会得以修复。

处方：归一饮

制附子3g　干姜4g　炙甘草5g　（2剂）

二诊：2012年5月16日，患者服用一剂半的时候体温已经恢复正常，患者体温虽然降下来了，但咳嗽、咳痰反而加重，精神好转，诊脉时脉依然有紧

象。所以二诊继续应用原方，加杏仁、桔梗。

> **处方：归一饮加减**
> 制附子3g　干姜4g　炙甘草5g　杏仁3g　桔梗3g　（6剂）

三诊：2012年5月20日，患者咳嗽、咳痰没有减轻，反而咳痰明显加重，咳痰量比之前多，并且开始流清鼻涕，打喷嚏。患者服到第四剂药的时候，又有一次发热，体温在38.3℃，伴恶寒较重，继续服药，汗出而解。患者脉诊示：脉紧象大部分已除，但仍有紧象，脉微紧数，伴有滑象。舌红苔薄白，继用原方。

> **处方：归一饮加减**
> 制附子3g　干姜4g　炙甘草5g　杏仁3g　桔梗3g　（7剂）

四诊：2012年5月30日，患者诸症已愈，未再发烧，咳嗽已愈，大便正常，食欲增加，精力明显增加。

后又随访患者半年，患者未再发生感冒，食欲、精力均很好，注意力可以集中了，也不太爱发脾气了。

🌸 这个小患者坚持下来很不容易，因为她有一段症状加重的过程，这个时候家长会非常焦虑，期间多次和我沟通，眼看着患者的症状加重，中间还有过一次发热，家长差点就坚持不下来了。这是在正确治疗的过程中，患者出现了排病的反应，如咳嗽加重。其实咳嗽是人体的保护反应，是人体努力将邪气从肺和气道排出的保护反应和自然过程。这个时候不能用复方甘草片、止咳糖浆等药物。虽然会有止咳效果，但那只会是麻醉气道，不让气道排痰。痰液也是病理产物，不能排出体外，就会积于体内，严重者会引发肺炎。患者咳嗽加重，痰量从少到多，正是痰浊之邪从肺排出的反应。如果是正治，痰液一定会从少变多，再从多变少，最后消失。还有患者本来不怎么流鼻涕，但吃完药以后，反而流鼻涕，而且是清鼻涕，这和排痰是一样的道理。我们知道清鼻涕是受寒邪的表现，而患者用了干姜、制附子等热药，而反而出现了驱寒邪的症状，恰恰说明流清鼻涕是排寒邪的排病反应。同理，打喷嚏，也是一样，打喷嚏是肺气有能力开始排外寒的反应。患者在服药期间出现发热也是一样，是体内正气开始充沛，外寒从体表排出的排病反应，这是因为正邪相争于体表。因此这都是正确治疗过程的反应，但怎样判断出现这些反应是正常的排病反应还是病情加重了呢？可以依据两点：一是脉象，这个患者脉有紧象，紧则为寒，如果服用热药过程中出现一些中医认为是寒象的反应，一般就是排病反应；另外一个就是患者的精神状态，如果在服药过程中，患者的一些症状虽然加重了，但精神状态在变好，也说明这是排病反应。

　　这样的病例在临床中不在少数，不但是患者家属，即使是医生也常常被患者表面上症状消失所迷惑，甚至不求正治，只要患者退烧就好。尤其是许多医生没有整体观，使得患者出现了脾虚的症状，医生不反思这是自己前期对于感冒的治疗不得当的结果，反而说，感冒我给你治好了，你消化的问题去看消化科吧，你注意力不集中去看心理科吧，这样的情况太多见了。这个病人能够得到正治，不但是医生的功劳，更是家长的功劳，没有家长的充分信任，没有家长的坚持，治疗很可能会中途而废。

主动脉夹层、心力衰竭案

　　患者李某某，男，51岁，2014年11月10日晚10点左右，突发左前胸、后背剧烈疼痛，于北京潞河医院急诊就诊，诊断急性前壁心肌梗死。遂转到北京协和医院，做加强胸部CT发现：急性主动脉夹层（升主动脉、降主动脉）。于是又转到安贞医院，安贞医院予以药物保守治疗。患者后又出现心力衰竭、少量胸腔积液、双下肢水肿、活动后喘憋，查超声心动图：主动脉夹层A型，假腔内血栓形成，节段性室壁运动异常，左室心尖部室壁瘤形成，左室增大，左室舒张末内径56mm，射血分数40%，主动脉瓣位机械瓣置换术后。患者有先天性主动脉畸形，做过主动脉瓣置换术。因心衰症状一直未好转，曾求治于中医，但多方服中药未效。2015年3月17日于西苑医院就诊，患者由家属推着轮椅进入诊室，面色憔悴呈暗黄黑色，疲乏无力，食欲缺乏，气短，双下肢浮肿；脉沉微；舌紫暗，苔薄黄，舌边有瘀斑，舌下脉络迂曲。目前服用美托洛尔、托拉塞米、地高辛、阿司匹林、波立维等药物。

🌸 病人患有心肌梗死、室壁瘤、主动脉夹层、心力衰竭，病情危重。患者心肾气虚、气化功能严重受损、津液代谢异常、心脉瘀滞、血脉瘀阻。气化不利，体内之水无以气化，水留于内。

病机分析：患者元气受损，生长与收藏之气均受损严重，圆运动之圆严重变小偏斜，气血不足而且运行逆乱。好在圆运动之圆虽然变小，元气严重受损，但圆运动尚可以勉强相和，因此还有循环往复逐渐修复之机。

治则治法：从天根处，缓缓修复生长之气，使之与收藏之气相和，使圆运动之圆不偏斜，然后通过圆运动的反复循环，使元气一点一点恢复。希望先在短期之内使气化得以逐渐恢复，气化得行，血、水慢慢复其常道。故以归一饮修复元气以治本，加泽泻、泽兰利水活血以治标。

处方：归一饮加减

制附子10g　干姜15g　大枣20g　泽泻10g　泽兰10g　（14剂）

二诊：两周后复诊，患者已能自行步入病房，水肿消失2/3，乏力、食欲缺乏减轻。复诊脉象：左脉偏沉、弦细；右寸、关脉偏软。处方同前。

患者服用此方近3个月，除了美托洛尔在服用，已经停用其他西药，水肿消失，面色转好，黑色已去，饮食基本正常，患者体力明显恢复，日常生活可以自理，生活质量明显提高。2015年11月6日复查超声心动图：射血分数58%（治疗之前射血分数40%），主动脉夹层稳定。

> 按 患者从天根之机慢慢修复生长之气，从而元气开始修复，首先是气化功能得以逐渐恢复，心肾之气得复，所以表现为心功能恢复正常，气血得以调顺。但主动脉夹层并未复原，这是因为病变的形已经出现。而中医是借助气来调形的，原来的病变也是先有气的病变，积累到一定程度，产生质变，才有形的改变。反之要通过气的正常运行，使形改变，也非一朝一夕之功。因为患者整个气化环境都受到了损伤，这个气化环境的修复就要有个过程，然后才能是局部修复。

冠状动脉粥样硬化心脏病案

贾某某，男，76岁，2013年7月25日于西苑医院就诊，主诉：阵发胸痛、心前区不适两年余，加重半年。2011年前因心前区不适，做冠状动脉CT检查发现心脏冠状动脉前降支狭窄85%，未做冠状动脉支架植入术，服阿司匹林、波立维、阿托伐他汀、美托洛尔、单硝酸异山梨酯等西药治疗，症状有所好转。但每于换季时须住院输液，地方医院检查诊断为冠心病、腔隙性脑梗死。近半年每一两天发作一次胸闷胸痛，持续时间5~10分钟，行走100米左右即发作，须服用硝酸甘油或速效救心丸才能缓解。曾求治于中医，服用过通心络、益心舒、愈心痛等中成药未能缓解，后又服用中药汤药，多以益气、活血、化痰的方法治疗，但疗效不满意。故于西苑医院求治。目前患者常感疲乏，常须卧床休息；每一两天发作一次胸闷胸痛，活动后更加明显，气短、乏力，伴有头晕、心悸，心烦，大便干，睡眠尚可，关节时有酸痛；脉左右都弦硬，关脉尤其明显；舌质暗有瘀斑，舌下脉络迂曲，舌苔白。

按 患者胸闷、胸痛，舌质暗有瘀斑，舌下脉络迂曲，心脉瘀阻诊断明确；又伴有气短、乏力、头晕，按说予以益气活血化瘀治疗应该有效，但患者在其他医院服用类似的中药疗效不明显。查阅患者既往的药方，既有益气活血、益气化痰、虫类药通络活血等，也用过大剂量的制附子，制附子用到每剂100g，依然疗效不显著。

病机分析：患者生长之气、收藏之气均受损，但生长之气受损更严重，圆运动处于不平衡的状态，阴（收藏之气）阳（生长之气）不能相和，元气受损，心脉瘀滞。

治则治法：从天根之机启动，助生长之气修复，令阴阳相和，使后天元气逐渐修复，此为治本；活血化瘀，通畅血脉，此为治标；标本兼治，治本为主，治标为辅。停服所有中成药，西药不变，继续服用。

处方：归一饮加减
制附子10g　干姜15g　炙甘草20g　三棱10g　莪术10g　（14剂）

此方服药两个月，两个月后，感觉各项症状明显减轻，不再乏力卧床，散步1000米无心绞痛发作；目前半个月左右会感觉一次胸闷，与劳累相关；头晕消失。脉弦，硬度减轻一些，脉转柔和；舌质暗减轻。继续用原方。

处方：归一饮加减
制附子10g　干姜15g　炙甘草20g　三棱10g　莪术10g　（14剂）

4个月后，患者未再发作胸痛胸闷，头晕、气短、心悸已愈；乏力减轻，大便稍干，每天1次；西药只服用阿司匹林100mg，每天1次；阿托伐他汀20mg每天1次，未再服用其他西药和中成药。脉弦，但左关弦硬明显减轻，脉转柔和，仍然脉沉；舌质暗减轻。

按 依据四诊，患者生长之气逐渐恢复，阴阳之气逐渐相和，圆运动开始走向正圆，后天元气在修复中。瘀血逐渐减轻，但久瘀难以一时去除，需一边恢复元气，一边活血化瘀，使正气恢复，邪气难存。另外一方面，邪气祛，正气才能更快恢复，因此依然要坚持标本兼治，扶正为主。因心血瘀阻的标之急已经去除，需减少活血化瘀的用药比例，突出扶正的原则。

处方：归一饮加减

制附子10g 干姜15g 炙甘草20g 三棱6g 莪术6g （14剂）

此方服用近1年。患者年轻时曾为装卸工，全身多处劳损，如腰肌劳损、左肩和左腿曾被砸伤等，经服用归一饮加减5个多月时，患者感觉这些劳损处曾短暂疼痛，之后感觉舒服、好转。年轻时曾因受寒而阳痿，此次服药后感到生殖器有发热、活动迹象，阳痿好转；患者原来满头白发，服药第11个月时，有1/3转为黑发了。

按 患者来就诊的目的是治疗心血管疾病，治疗心绞痛，但无形中患者的一些旧病也在治疗中渐渐减轻甚至痊愈了，这在归一饮和观复汤的治疗中是屡见不鲜的。正如前文所论述的，要让元气无为而治。其实，本来我们用归一饮的目的也不是直接针对疾病的，而是在于修复元气，然后令元气无为而治，元气在无为而治的过程中自然就会使许多以前的疾病得到治疗。所谓无心插柳柳成荫，正说明了元气无为而治的妙处。此患者应用过大剂量制附子疗效并不明显，此次服用小剂量制附子持续治疗却收到了很好的疗效，可见少火生气的道理，《黄帝内经》诚不我欺。

鼻咽癌术后案

患者王某某，男，41岁，主诉：鼻咽癌术后严重口干、放疗术后伤口化脓、流血半年余。患者于2013年4月发现鼻咽癌，并于解放军301医院手术治疗，术后接受鼻腔放疗治疗。11月14日于西苑医院笔者处就诊，患者放疗治疗已经结束，但由于放疗损伤，鼻腔灼热疼痛，几乎每日均流脓血；口干非常严重，几乎每隔5分钟就要喝水1次；当时身体虚弱，体重较前明显减轻，右足底发麻，走路不稳；大便溏，睡眠差；患者脉沉弦，重取无力，右寸滑利，舌淡苔剥脱。

按 患者鼻咽癌术后放疗，正气严重不足，气阴两虚。故体虚、口渴，大便溏，舌淡苔剥脱，这是本；但手太阴肺经受损，热毒积蓄，渐入血分，故鼻腔灼热疼痛，每日流脓血，这是标。治疗当益气养阴兼清肺经热毒。但这只是大概的分析，由于肿瘤严重损伤气血，又滋生热毒，加之手术放疗，正邪两伤，人体内正如一场战争过后千疮百孔。只不过西医只能依靠可以检测到的一些指标来判断人体内的情况，但这还远远不够，人体内的许多病变还不能通过现代医学检测出来。中医脉诊中其实包含了很多信息，还需要我们逐渐细致深入地解读，然后再建立和设计治疗方案，这确实不是一蹴而就的，而这些我们可以交给元气无为而治。

病机分析：患者生长之气、收藏之气均已受损，但以生长之气受损为主，圆运动变小而且偏斜失去正圆状态，元气不和、受损，脏腑损伤，气血瘀滞。

治则治法：启动天根之机，使生长之气无为而复，生长之气与收藏之气相和，令之归一而使元气渐复，圆运动逐渐走向正常的循环。循环往复，只要是良性循环，正气之圆就会逐渐扩大。元气逐渐充足，则可以无为而治，治理人体之千疮百孔、脏腑气血之伤。早期兼治其标，兼清肺经热毒，但以治本为主，治标为辅。

处方：归一饮加减

制附子10g　干姜15g　炙甘草20g　皂角刺10g　连翘6g　（14剂）

二诊：2013年11月28日，服药1周后，患者鼻腔脓块变少，四五日才排出一次，鼻子通气明显改善。目前体力渐强，大便略有好转，仍有右足底发麻，口干略有减轻，睡眠明显好转；脉沉弦，重取较前有力，右寸滑减轻；舌淡苔剥脱。热毒渐清，元气稍有恢复，继服原方去连翘加红花5g活血化瘀。

处方：归一饮加减

制附子10g　干姜15g　炙甘草20g　皂角刺10g　红花5g　（14剂）

三诊：2013年12月12日服药后第2周，鼻腔流脓血已经痊愈，口干好转一些，约15分钟喝一次水；体力增强，大便好转不明显，右足底发麻继续减轻。脉沉弦，重取少力，右寸微滑，舌淡苔剥脱。

按　在标之肺经热毒基本去除，去皂角刺、红花，加葛根。葛根，《本经》谓其主治"消渴，身大热，呕吐，诸痹，起阴气，解诸毒"。加葛根升津解毒。

处方：归一饮加减

制附子10g　干姜15g　大枣20g　葛根10g　（14剂）

四诊：2013年1月3日，患者服药后口干好转，半个多小时才饮水一次，以前就诊时随身带一个饮水壶，每5分钟喝一次水，这次就诊不带了。体力明显增强，体重增加，大便溏、睡眠均明显好转，足底还有麻的感觉。

按 元气逐渐恢复，气血瘀滞、水液代谢不利逐渐恢复，肺经热毒得以清化，此后专心治本为主，听从元气的治疗安排。以归一饮原方治疗。

处方：归一饮
制附子10g　干姜15g　炙甘草20g　（14剂）

此后患者连续服归一饮9个月，口干症状基本痊愈，大概两小时才喝水一次了，鼻腔脓血已痊愈，脚底发麻已愈，大便基本正常，现在已经正常工作。

肺癌术后案

患者杨某某，女，55岁，2014年10月13日于西苑医院就诊。主诉：阵发咳嗽4个月余。患者于2014年8月22日发现肺癌，接受了右上肺叶摘除术。术后出现胸腔积液，并整夜咳嗽、干呕，以及食欲缺乏、失眠，体重减轻15斤，接受化疗一段时间后因体力不支而没有完成疗程，于是就诊于中医，在中医呼吸科就诊，服化痰、健脾、扶正的中药治疗无效。于是求诊于西苑医院笔者处，刻下患者咳嗽剧烈、夜不能眠、痰多色黄、乏力、气短，面色暗黄、干呕严重，嗳气、饮食不香、无食欲，失眠、头痛，手脚心烦热、怕热出汗、心烦、大便溏，术后经常感冒发烧。脉滑，右寸关滑象更明显，左关涩；舌质暗，苔黄腻。

按 患者肺癌术后，正气大伤，邪气残留，余邪未尽。患者气阴不足，但痰浊蕴于肺脾，阻于经络；肝经气血瘀滞，气机难以调达。患者肺经有痰热，脾胃有虚寒，肺气阴不足，肝经瘀血，成寒热虚实夹杂之象。治疗时容易左右掣肘，补气则日益助热，养阴则助痰湿；温通则助热邪于上，清解则生寒于中。

病机分析：依据脉象，患者生发之气、收藏之气同时受损，但阳气生发不足为主，圆运动偏斜而且缩小，元气损伤。

治则治法：从天根之机，生发阳气，扶助生发之气，使之与收藏之气相和，使圆运动趋于正圆，圆心修复，元气得养。辅以化痰、兼以活血，但活血放在痰化之后，以免分散药力、喧宾夺主。

处方：归一饮加减
制附子10g　干姜15g　炙甘草20g　桔梗10g　陈皮10g　（14剂）

二诊：2014年10月28日，患者咳嗽咯痰明显减轻，失眠好转，未再干呕，体力有所增加，余下舌症同前。元气有修复之机，肺经痰湿渐渐减轻，仍用归一饮加减，桔梗、陈皮剂量减小。

处方：归一饮加减
制附子10g　干姜15g　炙甘草20g　桔梗6g　陈皮6g　（28剂）

三诊：2014年11月27日，患者胸腔积液已吸收，失眠已愈；偶有咳嗽咯痰，基本一天咳嗽几声；食欲正常，头痛未发，怕热、心烦已愈；服药期间未出现感冒，大便已经成形。脉滑减轻，仍有涩象；舌质暗，苔薄白。

按 患者元气得以慢慢修复，所以诸多症状得以减轻，原方治标只在于肺，并非针对症状面面俱到，没有用开胃止呕药，没有用安神药，也没有用治疗头痛的药物，但元气无为而治，所以诸证减轻或者痊愈。从脉象上分析由于患者仍有脉涩，考虑有血瘀内伏，故下一步治疗仍以归一饮为主，酌加活血化瘀之药。

现在仍在治疗中，患者未再出现感冒，体重已恢复，咳嗽已愈，仍以归一饮修复元气为主。

亚急性甲状腺炎案

张某某，男42岁，心悸伴进行性消瘦40天，于2014年9月11日就诊。患者心悸伴进行性消瘦40天，于北京解放军301医院诊断亚急性甲状腺炎，甲状腺超声示：甲状腺肿大，颈部淋巴结肿大。查甲状腺功能：T_4血清甲状腺素325nmol/L，FT_4血清游离甲状腺素57.0pmol/L，T_3血清三碘甲状腺原氨酸：7.9nmol/L，FT_3血清游离三碘甲状腺原氨酸8.9pmol/L，TSH血清促甲状腺素0.01mU/L，血糖正常。患者心悸，查心电图：窦性心动过速，心率104次/分。消瘦，一个多月体重从78kg减到65kg，失眠多梦，吃得多，小便黄，大便干。左脉沉涩数，右脉浮滑数，舌红苔少，舌面少津液。

按　患者消瘦、吃得多、大便干。《素问·气厥论》云："大肠移热于胃，善食而瘦人，谓之食亦……胃移热于胆，亦曰食亦。"患者属于食亦证，还伴有失眠多梦；左脉沉涩数，右脉脉滑数；舌红苔少，舌面少津液，为胃热伤阴，阴伤血不足；运行不利，导致瘀血内生。临床可以清胃热、养胃阴、活血化瘀。但正如前面所说的"是以圣人常善救人，故无弃人；常善救物，故无弃物。是谓袭明。"人体无形之热，可以为人体所用之，清除不如收编，这件事还是交给元气治之吧。

病机分析：从脉证分析，左脉主升，右脉主降。左脉沉涩，为生长之气不足，右脉浮滑，为收藏之气不及，即圆运动中升降同时失常，升降失衡，圆心失位，元气不和。因此治疗上应该升降同治，从天根生长之机处修复生长之气，从月窟收藏之机处修复收藏之气，使生长之气与收藏之气相和，元气得以修复。

治则治法：同时修复收藏之气与生长之气，使阴阳冲气以为和。

处方：
1. 归一饮：制附子10g　干姜15g　炙甘草20g　（5剂）
2. 观复汤：红参10g　干姜10g　白术10g　炙甘草15g　（5剂）
两个处方隔日交替服用。

二诊：2014年9月22日，复诊，患者心悸减轻，多食多梦亦减轻，右脉浮减轻，左脉仍沉，但涩象减轻，继续用原方原法治疗，20天后复查，甲状腺功能全部正常，体重增加，心悸消失。

这个病例的病机是升降同时失常的，这时候还要分辨升降失常的比例。如果是比例相当的则应用归一饮和观复汤隔日服用，如果生长之气不足或郁结为主则以归一饮为主，可以服用归一饮两日或三日，服用观复汤一日；反之，收藏之气不足为主则以观复汤为主，以服用观复汤两日或三日，服用归一饮一日。总之，根据阴阳之间的平衡，灵活调整归一饮和观复汤的比例。

范某某，女，28岁，已婚。就诊时间：2012年2月10日。主诉：一年前查人乳头瘤病毒（HPV）阳性。患者1年前妇科检查，查出HPV阳性，一直在北京某三甲中医院妇科服用中药治疗一年半，查阅既往的处方，多是清热解毒兼补气的汤药，但HPV检查数值一直在2000~3000反复，而且患者在服药过程中出现吃药后时有腹泻、乏力的症状。最后至协和医院妇科再次检查，HPV数值在2700左右，患者想继续寻求中医治疗来我处就诊。患者大便偏稀，乏力，饮食、睡眠正常；脉沉弦微滑，尺脉弱。舌淡红，苔薄白。

> **按** 患者HPV阳性，数值较高，而且长期工作压力较大，前面的医生过分强调辨病论治，认为炎症就是热毒，缺乏中医的整体观，于是长期应用大量清热解毒的中药，以至于出现大便偏稀、乏力的症状。虽然医生也认识到患者是免疫力下降，但仅从辨病的角度加一些补气药，却抓不到根本。而且并不是简单的补药与清热解毒相加就可以了，如果对其中的君臣佐使、升降浮沉的关系不加以分析，机械相加，疗效不会太满意的。此患者长期工作压力大、熬夜，脾肾之气消耗，脾肾不足；虽热毒在下焦但也只是局部的问题，不能忽略整体。

病机分析：患者乏力，脉沉弦、微滑，尺脉弱。为生长之气不足，圆运动偏斜，元气失和，虽有热毒，但生长之气不足是本。

治则治法：从天根处修复生长之气，使生长之气宣发，与收藏之气相和，使圆运动平衡，元气复和。兼治其标，微清体内之毒。

处方：归一饮加减
制附子10g　干姜15g　大枣20g　连翘10g　（14剂）

二诊：2012年2月24日，患者服药后大便基本正常，乏力减轻，暂时没有复查HPV。继服原方两月余，期间偶尔去掉连翘，一切以脉诊为准。两个月以后复查，HPV转阴，随访一年HPV阴性。患者痊愈。

> **按** 对于HPV感染，我的治疗并未用直接针对此种病毒的中药，况且患者在既往的治疗中已经用了很长时间的多种清热解毒的中药，都没有

奏效。此次治疗以恢复元气为主，正气得复，邪气自然没有了依附的条件，不驱邪而邪自去。本就不需要专门针对某种病毒的药物。而近世有中医一见是病毒就用清热解毒药，一见炎症就用清热解毒药，大概是"望文生义"，连基本的表里虚实也不辨了，实是可悲。

帕金森综合征案

患者孙某某，男，黑龙江齐齐哈尔人，65岁。2005年因全身扭动、失眠、多汗、反复感冒、便秘等症，在沈阳某三甲医院诊断为帕金森综合征，给予美多巴服用。因以上症状未好转，患者在东北三省、北京等地多方求治，服用中药2年余，疗效不显著。遂于2013年12月7日于西苑医院求治于笔者。患者形体消瘦，面色青黄，进入诊室时不能自行行走，需人搀扶，肢体无意识痉挛、扭动、发抖，面部扭曲，说话困难；汗多如水洗状，流口水严重；乏力，气短喘促，胸闷憋气，患者身体扭曲有时候能持续四五个小时，严重失眠，难以入睡，烦躁，口干，大便干，反复感冒。患者脉沉弦滑，舌质红，苔腻黄。

❀ 患者患有严重的帕金森综合征，而且西药治疗效果不佳，所以求治于中医。患者流口水严重，乏力，为脾湿水饮之象，肢体无意识痉挛、扭动、发抖是中医所称的风象，但这种风象，不是肝肾阴虚所致的肝风内动，而是脾虚风动，本是土不生金，故肺气不足，出现气短喘促，胸闷憋气。进而金不能制木，木气反盛，化而生风，故患者面色青黄，青为肝色，黄为脾色。治疗当遵清代著名医家王旭高提出的治风五法中的"暖土御风法和培土宁风法"，以人参、白术、黄芪等培土熄风，但这只是病机之大局，其实病机还更复杂。患者还有中气下陷，所以会出现气短，同时有大便干；不要认为中气下陷一定会有大便溏脱肛等，中气下陷也会有大便干，气行无力，大便不行。金元四大家的李东垣认为中气下陷会产生阴火。中气下陷阴火上炎，所以患者烦躁，大汗出，舌苔黄，阴火扰心则失眠。

病机分析：患者生长之气严重不足，不能与收藏之气相和，圆运动严重偏斜，元气失和。

治则治法：先治其本，从天根处修复生长之气，使生长之气与收藏之气相和于圆心，圆运动修复，元气复和，阴火自除。

处方：归一饮加减
制附子10g　干姜15g　大枣20g　（14剂）

二诊：2013年12月21日，服药两周后，患者身体扭曲、出汗、失眠、发抖、流口水等症有所好转，但大便仍干。美多巴用量已减。舌苔黄腻减轻，脉沉弦滑，继用原方60剂。

患者经中药调理一年半患者已能自行行走，但步态的协调性稍异于常人，身体扭曲仍有，但已经减轻许多，一般两三天才会发作一两次，每次持续几分钟，美多巴已经停服，但便秘尚未完全解决，其余症状如出汗、失眠、胸闷、喘憋、烦躁、流口水都已痊愈。

复诊：2015年6月24日再次复诊，患者步态仍不协调，夜间时有扭动，但便秘较重，三四天才大便一次，必须用开塞露三四只才可以。患者自觉其他症状均有明显好转，所以此次强烈要求尽快解决便秘问题。因而以急则治其标为法，勉拟新方，改以益气润肠通便为法。处方如下：生黄芪60g，郁金15g，炒白术25g，火麻仁15g，柏子仁20g，14剂。患者吃完两剂药以后，虽大便出，但夜间身体扭动不断，持续7小时不能缓解，患者家属夜里11点打电话给我。因为患者长期服用归一饮，所以家里还有剩下的归一饮，所以我嘱咐患者家属改服归一饮，当晚即服，患者服药1.5小时后身体扭动即消失，3小时后又复发一次，但只持续了半个小时；第二天又发作两次，但持续时间较短，约一刻钟，后继续服用归一饮1个月，只是偶尔出现身体扭动，至今病情稳定，便秘虽有部分好转，但仍未愈。

按 帕金森综合征是个比较难治的疾病，这名患者又比较严重，不但有震颤还伴有全身扭动，以及其他顽固症状。圆运动严重失衡，圆心偏移，元气运行扭曲，其主要原因在于生长之气不得宣发，水液代谢不利，痰气瘀阻于经络。所以本病之本在生长之气不得宣发，治疗应以启动生长之机，生长之气得复，则痰气自化，故以归一饮为主。但元气恢复要经过很长时间。后来考虑患者便秘较严重，所以考虑应用急则治其标的方法，采用益气润肠通便的方法，但没有考虑到两个问题：第一，患者痰气瘀阻，而火麻仁、柏子仁滋腻有碍气化；第二，患者元气本虚，应用大剂量黄芪，其实是从元气中过分调动肺脾之气，使元气储存更少，无力气化经络之痰浊，故而病情加重。好在及时调整治疗方案，继续以恢复元气为主。由于患者经络之痰浊尚未全化，部分恢复和培养的元气尚不足以有多余的力量去恢复胃肠道功能，故而便秘尚未愈，此时应该正确估计正邪之间的力量对比，不能急于求成，应该顺元气无为之性，相信元气自觉自主的战略安排，而不应当自以为是行有为之方。

太阳病头晕案

李某某，男，56岁，2015年8月23日就诊，患者阵发颈部发胀，头晕两年，伴气短、乏力、自觉眼睛外鼓、头痛。2014年在宣武医院检查，排除甲状腺功能亢进、高血压，初步诊断脑动脉硬化、脑供血不足、颈椎病。西医治疗无效，又求治于中医，吃中药4个月未见缓解，遂于西苑医院求诊。患者除上述症状外还伴有呃逆、腹胀，大便黏滞，小便次数频繁，夜尿多，失眠严重。脉浮滑缓，舌淡红苔少。

按 患者颈部发胀、头痛，《伤寒论·辨太阳病脉证并治》云："太阳之为病，脉浮，头项强痛而恶寒。"患者虽然没有恶寒，不是太阳风寒表证，但患者脉浮，头项强痛，患者自觉眼睛发胀，足太阳膀胱经循行部位起于目内眦（睛明穴）；另外，患者伴有大便黏滞、脉滑缓为湿阻之象，呃逆、腹胀，大便粘滞为足太阴湿阻之象。小便次数频繁，夜尿多为膀胱气化不利所致，治疗可以五苓散为法。

病机分析：湿阻生长之机，生长之气萎弱，不能充分与收藏之气冲和，元气受损。

治则治法：从天根处助长生长之气，使生长之气与收藏之气相和，元气修复，诸经之气自然得以修复，湿气自然得化。

处方：归一饮
制附子10g 干姜15g 大枣20g （7剂）

二诊：2015年8月30日复诊，患者服完7剂药后，症状无明显变化，脉象浮缓之象转好。生长之气仍受阻，治疗不变，仍用原方。

处方：归一饮
制附子10g 干姜15g 大枣20g （7剂）

三诊：2015年9月6日复诊，患者服完7剂药后，症状依然无明显变化，脉象浮缓之象较上次好转。

处方：归一饮
制附子10g 干姜15g 大枣20g （7剂）

按 从脉诊分析，生长之气仍受阻之象好转，治疗不变，仍用原方。

四诊：2015年9月13日复诊，患者服到此次的第2剂药的时候，头晕、腹胀、呃逆、夜尿多等迅速好转，服到第5剂药的时候，气短、乏力、眼睛外鼓、头痛均好转。此次复诊自述此次服药疗效明显，查脉不浮，但细滑而空，舌红苔薄白。

按 之前几剂药疗效不显著，是因为元气有个逐渐修复积累的过程，当它自身能力不足的时候，不会贸然出击去祛邪，当元气的修复积累到一定程度的时候，才能一鼓作气，祛邪外出。所以患者此次症状得以迅速缓解。但这次元气积累仅够此次祛邪外出。虽然祛邪较为彻底，但气血一定有所损伤，而且患者由于长期晚睡、失眠，导致精血不足。此次从脉象上看，也表现出精血不足的现象，虽然还没有出现生长之气过亢或阴虚阳亢的症状，也不宜再用归一饮。但精血不足还没有到非要急则治其标的程度，所以也不必要用补阴之药，而是最好让精血自然化生。让精血自然化生最好的方法就是运化水谷精微，但脾胃产生水谷精微需要一定时间。目前患者诸证已好转，正是可以休养生息的时候，没有必要一味地调动生发之气。该休养的时候就要休养，三分治七分养，养也是治疗的一部分，因此此次处方以辅助脾胃运化为主。

处方：
太子参10g 炒扁豆15g 石斛10g 茯苓15g 木瓜10g
炒麦芽6g 炒谷芽6g （14剂，水煎服）

按 此方是仿叶天士治胃之法而成，太子参补脾胃之气与阴，茯苓之淡通降阳明。《临证指南医案·木乘土》云："胃虚益气而用人参，非半夏之辛茯苓之淡非通剂也……木瓜之酸救胃汁以制肝。"患者气阴不足，故用太子参代替人参，并去半夏之辛，加石斛以补胃阴，扁豆祛脾湿而不似白术之燥，麦芽、谷芽健脾开胃消积，以五谷之物养脏腑，正是《黄帝内经》所谓"谷肉果菜，食养尽之"之意，以期气血自然化生。

五诊：2015年9月28日复诊，患者脉诊细空之象已经没有。目前脉滑，重取微弦，患者失眠有所好转，但仍入睡困难而且易醒。阴阳不能相和，脉滑，重取微弦，仍是生长之气受遏，不能与收藏之气相和所致，阴精已复，仍以归一饮治疗。

处方：

制附子6g　干姜9g　大枣15g　合欢花6g　（隔日1剂，7剂，水煎服）

按 患者初期失眠，阴血毕竟会有潜在的虚损，所以改甘草为大枣而且剂量较大，因为大枣可以兼养心血。而且制附子剂量也变小，意在使生长之气缓发，逐渐与收藏之气相和，而不使其过之。合欢花能养血活血、安神定志。

六诊：2015年10月12日复诊，患者失眠明显好转，脉略滑，继续巩固治疗。

室性早搏案

患者江某某，女，26岁，2014年10月出现胸闷、心慌、失眠，心电图检查示：心律失常，频发室性早搏，心率90次/分；查24小时动态心电图示：室性早搏32 851次/日；查甲状腺功能正常；否认高血压病史。开始服用西药，应用美托洛尔、普罗帕酮、美西律治疗疗效均不明显。西医建议做射频消融，但患者不愿意做，遂于2014年12月3日至西苑医院求助于中医。患者心悸、失眠多梦，自觉饱餐后和生气后心悸加重，饮食二便均正常；时有痛经，经期常常错后，月经量少、色暗、有血块，但不多；脉弦结代；舌暗红苔白。

 按 患者没有器质性心脏病，室性早搏虽然很多，但属于良性期前收缩，对预后没有太大影响。但患者生活质量下降，时有心悸。心悸多在饱餐后和情绪激动后发生，这时候多会刺激交感神经和副交感神经，诱发和加重期前收缩。从中医的角度认为，胃气通于心，饱餐后胃失和降，胃气上逆，气逆扰心则心悸。郁怒伤肝，肝气犯胃，胃气上逆扰心则心悸。日久则气血瘀滞，故患者痛经，月经量少、色暗、有血块，舌暗红，都是血瘀之象。

病机分析：圆运动中生长之气郁结，圆运动偏斜，元气失和。心脉郁结，气血瘀滞。

治则治法：从天根处修复生长之气，祛郁结，使之与收藏之气相和，使圆运动恢复平衡，元气修复，无为而治。兼治其标，通血脉之瘀滞。

> 处方：归一饮加减
> 制附子10g 干姜15g 炙甘草20g 元胡10g （14剂，水煎服）

二诊：2014年12月17日，归一饮加减治疗后，心悸减轻，自觉期前收缩次数减少，继用原方治疗。

> 处方：归一饮加减
> 制附子10g 干姜15g 炙甘草20g 元胡10g （14剂，水煎服）

以后一直以此方治疗，两个多月以后复查24小时心电图，室性早搏已降至647次/日，患者症状已明显好转。

阵发性房颤、房扑案

李某某，女，58岁，患者患阵发性房扑1年余，2014年1月在北京安贞医院做射频消融治疗，当时治疗成功，房扑消失，转为窦性心律。但半年后复发，既有阵发性房扑，又有阵发性房颤，以房扑为主。后收入西苑医院住院治疗，曾用地高辛、美托洛尔、胺碘酮及中药治疗，仅能将心室率控制在100~120次/分。美托洛尔用到200mg次/日，地高辛用到0.5g，每天1次，或用胺碘酮，每次0.2g，每天3次，仍无法控制。每天当中房颤和房扑持续的时间在10~15 h及以上，后又多方服中药无效。遂于西苑医院门诊求治，2014年10月12日就诊，患者心悸难忍，偶有头痛，心烦，口苦，口干，气短；饮食、二便尚可。目前服用胺碘酮，每次0.2g，每天3次；美托洛尔50mg次/日，每天3次。脉浮、大、促，沉取涩滞，左寸脉浮明显，脉上鱼际，左关弦，右寸浮大，关尺脉不足；舌暗苔薄黄。

> **按** 患者心烦、口干，脉浮大促，左寸脉浮明显，脉上鱼际，尺脉不足，舌红苔薄黄。患者病机是心火上炎，心肾不交。病机看似简单，其实隐含的病机却较为复杂。从脉诊分析，患者心经有瘀血，心脉不通；胆气郁结化热，胆热扰心；肺气不足，中气下陷，阴火上冲等。患者病机虚实兼夹，寒热兼有，升降并失，而且病位不在一处，涉及心、肾、胆、脾、肺等，可谓错综复杂，中药处方较为困难，所以患者才多方服中药不效。

病机分析：临床重在辨阴阳，握阴阳之机，使元气修复，元气无为而治，自行解决这些复杂问题。患者脉浮大促，沉取涩滞，左寸脉浮明显，脉上鱼际，左关弦，右寸浮大，尺脉不足，从脉象上分析总体是阳气不收，收藏之气不足，生发之气相对有余所致，圆运动偏斜，元气失和，心脉瘀滞，心经火扰，但此火有实火也有虚火。

治则治法： 助势收藏之气，使之与生长之气相和，使阳气归根复命。于月窟处立意，助一阴生，使圆运动恢复正圆，使阴阳恢复平衡、相和之象，元气渐复，无为而治。

处方：观复汤
红参10g 干姜10g 白术10g 炙甘草15g （14剂）

二诊：2014年10月26日复诊，患者房颤、房扑次数减少，即使房颤、房扑心室率也可以控制在90次/分以下，已经停用胺碘酮，美托洛尔仍按原量服用，患者脉浮有所好转，但脉仍上鱼际，左寸脉弦涩象初现。

按 收藏之气渐敛，但仍偏浮跃，左寸弦涩为心经血瘀之象，圆运动仍偏斜，圆心未复，二诊继续用观复汤，兼治其标，加元胡活血复脉。

处方：观复汤加减
红参10g 干姜10g 白术10g 炙甘草15g 元胡10g （14剂）

三诊：2014年11月10日复诊，患者在服用到第10剂药的时候，房颤、房扑不再发作，彻底转为窦性心律，停服美托洛尔，心律在60次/分左右，心悸消失，心律恢复正常。但脉象没有完全平复，仍有频发房性期前收缩，脉仍浮，寸脉上鱼际，圆运动并未完全修复。仍用原方。

处方：观复汤加减
红参10g 干姜10g 白术10g 炙甘草15g 元胡10g （14剂）

四诊：2014年11月24日复诊，患者房颤、房扑未再发作，房早明显减少，患者左寸脉浮，但不上鱼际，左关弦，右寸大，关尺脉渐起；舌暗苔薄黄。

> **处方：观复汤加减**
>
> 红参10g　干姜10g　白术10g　炙甘草15g　（14剂）

患者继续服药3个月，脉象渐平，随诊半年，未再发作。

按 我工作在心血管科，所以治疗心血管疾病较多，各种期前收缩、阵发性心动过速、阵发性房颤来就诊的患者均不少。临床根据脉证选择归一饮或者观复汤治疗，治愈率在80%左右。期间兼有急则治其标，应用补中益气汤、四逆散的病例，但大都以归一饮和观复汤为主，可加元胡，活血复脉。

高胆固醇血症案

陈某某，女，52岁，2013年6月2日就诊，患者2013年11月体检，发现血脂增高，低密度脂蛋白胆固醇5.83mmol/L，血清总胆固醇7.24mmol/L，血清甘油三酯3.1mmol/L，高密度脂蛋白胆固醇1.46mmol/L，（正常人血脂标准的范围是：血清总胆固醇2.9 ~5.17mmol/L；血清甘油三酯0.56~1.7mmol/L；高密度脂蛋白胆固醇0.94~2.0mmol/L；低密度脂蛋白胆固醇2.07~3.12mmol/L）患者服用阿托伐他订钙片20mg治疗。服用3个月后血脂指标降低，低密度脂蛋白胆固醇2.49mmol/L，血清总胆固醇5.33mmol/L，血清甘油三酯2.98mmol/L，高密度脂蛋白胆固醇1.16mmol/L，但出现转氨酶升高至正常值的7倍，故而停药。停药1个月后复查肝功正常，停药两个月后复查血脂又升高，低密度脂蛋白胆固醇4.97mmol/L，血清总胆固醇6.13mmol/L，血清甘油三酯3.22mmol/L，高密度脂蛋白胆固醇1.05mmol/L。遂求中医治疗，患者饮食已经很注意了，吃肉不多，也很少放油，多在自家吃饭，较少在外吃饭，而且发现血脂升高以后也注意锻炼身体，每天坚持快走5000步，但血脂依然较高。患者很苦恼，吃西药有副作用，不吃西药，血脂就反弹。患者无特殊不适主诉，饮食、二便、睡眠都大致正常，有轻度的腰椎间盘突出和颈椎病。否认高血压、糖尿病、冠心病、甲状腺病等慢性疾病。父母有冠心病和高血压病史。查脉弦，沉取涩，尺沉弱，舌红苔薄白。

按 临床中我们经常会遇到患者客观指标异常，但症状不明显的情况。这时笔者往往会更依靠脉诊。患者脉弦，沉取涩，右关滑，尺沉弱。患者尺弱为肾气不足，沉弦为气郁，沉取涩为血瘀，右关滑为痰湿。但治疗要分清楚主次、因果及气机的运行顺序。

病机分析：患者脉弦沉取涩，右关滑，尺沉弱，是生长之气不足的表现，体内气血代谢失衡，从中医的角度看就是圆运动失衡，阴阳失和，后天元气失和。因此重点还是修复元气，从而增强患者气血代谢的能力。

治则治法：从天根处修复生长之气，使阴阳相和，圆运动恢复平衡，使元气修复。

> **处方：归一饮**
> 制附子10g　干姜15g　炙甘草20g　（14剂）

此方没有加减，患者连续服用归一饮一个半月，复查血脂低密度脂蛋白胆固醇2.77mmol/L，血清总胆固醇4.19mmol/L，血清甘油三酯1.28mmol/L；高密度脂蛋白胆固醇1.24mmol/L。后又巩固一个月，依然用归一饮治疗，然后停药半年，复查血脂没有反弹，在正常范围。

按 笔者治疗血脂代谢异常的患者较多，从30岁到80岁的都有。这些患者有些是生活方式造成的血脂代谢异常，也有些是遗传因素所致；

但更多见的是，有的病人生活方式已经很注意，并没有食用大鱼大肉等脂肪含量丰富的食物，也在坚持锻炼，但血脂依然升高了，以总胆固醇和低密度脂蛋白升高为主。从圆运动的角度看，这部分患者多是生长之气不足或者瘀滞，代谢能力下降，导致圆运动失衡、元气失和所致。所以临床中我多用归一饮治疗高脂血症，疗效很好，而且很少反弹。

高甘油三酯血症案

洪某某，男，30岁，于2015年6月2日就诊，患者2012年3月检查发现血脂增高，血清甘油三酯21.2mmol/L，低密度脂蛋白胆固醇4.13mmol/L，血清总胆固醇5.97mmol/L，高密度脂蛋白胆固醇0.79mmol/L，患者身高1.76m，体重87kg，患高脂血症已经有5年多，并有高脂血症的家族遗传史。先后服用过非诺贝特、阿昔莫司、阿托伐他汀等药物。最好的时候甘油三酯能降到8.0mmol/L左右，但停药后又反弹。患者已经注意调整生活方式，控制饮食，少吃肉、蛋黄和油，但很少锻炼身体，就诊时是肥胖体质。曾做过针灸减肥，也服用过一些降血脂的中成药和中草药，但疗效不好。患者不想长期服用西药，遂于西苑医院就诊。问诊时，患者陈述时有疲乏，食欲好，大便干，睡眠多梦，否认高血压、糖尿病、冠心病史、甲状腺病等慢性疾病。父亲有高脂血症病史，母亲有高血压病史。查脉沉滑，尺沉细涩，舌暗红苔薄黄。

按 胖人多痰湿。患者体型肥胖、脉滑均是痰湿之象，但尺脉沉涩，提示肾气不足，下焦有血瘀。一般的医生多会注意到患者的痰湿体质，从化痰的角度论治，但不知道痰湿只是其标，本则是肾气不足，下焦瘀血所致。下焦瘀血阻滞肾气之生发，瘀血不去，肾气不得生发。而肾主水，肾气不足，水液代谢不利，痰湿终不能尽去。治疗应该先以桂枝茯苓丸或桃核承气汤祛除下焦瘀血，再以金匮肾气丸补肾气，兼以化痰湿之药治其标。但这只是我们能看到的病因病机。人体是复杂的，医生若自以为是、自以为非，就不免管中窥豹贻误治疗时机。

病机分析：患者生长之气不足，元气失和，气血运行不利，水液代谢失调，拟从元气运行为始，用归一饮治疗，让元气无为而治。

治则治法：从天根处修复生长之气，使阴阳相和，圆运动恢复平衡，元气修复，气化得行。

处方：归一饮加减

制附子10g　干姜15g　炙甘草20g　红曲12g　（14剂）

按　红曲是以籼米为原料，采用红曲霉菌经液体深层发酵精制而成，《饮膳正要》认为红曲"健脾，益气，温中"。《本草备要》认为红曲"入营而破血，燥胃消食，活血和血"。另外，经过特殊发酵的红曲含有一些他汀类的物质，可以降低胆固醇，但较纯粹的他汀类西药疗效弱。加入红曲可谓一举多得，既可以活血化瘀，又可以健脾益气，还可以起到调整血脂的作用。故加红曲与归一饮一起标本兼治。

患者服用此方连续3个月，复查血清甘油三酯3.59mmol/L；血脂低密度脂蛋白胆固醇3.54mmol/L，血清总胆固醇4.07mmol/L，高密度脂蛋白胆固醇0.97mmol/L。患者认为目前血脂水平是自己近几年来最理想的水平，想停药看看会不会反弹，于是停药4个月，复查血脂与停药前接近，没有反弹。

过敏性皮炎案

朱某某，男，40岁，2015年8月10日就诊。患者自述在北京香山爬山时，接触了不明植物的花粉后，头面部出现皮肤红肿，手臂也有不同程度的红肿，眼睛几乎肿的被封上，皮肤上可见红色的疹子。就诊于某院皮肤科，诊断为过敏性皮炎，建议用激素等外用药，并开了些清热解毒疏风的中药。患者没敢用激素，服用了中药汤剂3天不见疗效，遂于西苑医院就诊于笔者处。临诊时，患者诉除皮肤红肿外，还有皮肤痒，但没有流脓、流水等症状；没有全身恶风、恶寒及汗出异常；口干，口渴；由于痒，导致睡眠变差；大便平时就偏干，小便黄；脉浮弦数，舌红，苔薄黄。

> **按** 患者因接触了不明植物的花粉引起皮肤红肿，脉象为浮弦数，从脉证分析应属于中医风热之毒蕴于皮肤腠理，患者圆运动之生长之气被外邪所抑制，营卫失调，头面为太阳阳明循行之处，皮肤红肿，大便干，口干口渴，兼有阳明郁热，无以宣达，为太阳阳明合病。可以用葛根汤加减为法，但前医不明表里经络，但见红肿，即以清热解毒治之。这种只辨病不辨证，只看局部不看整体，只看表面，不深入分析病机的情况实际上是现代中医治疗的通病，不可不慎。

病机分析：患者为外邪引动内风，但此内风郁于体表，圆运动之生长之气与之相争于体表，脉浮弦数为正邪相争所致。表气愈郁之，内气与之相抗愈强；只是邪正相持，两不能胜。圆运动时而被外邪微微压扁，时而又鼓邪而出，以复圆之形，正邪相争，相持不下，故此时只需稍微扶助一下生长之气即可。

治则治法：从天根处助势生长之气，使生长之气鼓荡，以正圆之力抗邪外出，皮疹自复。

处方：归一饮

制附子6g　干姜9g　炙甘草12g　（5剂）

患者只服用了3剂，皮疹尽消，皮肤恢复如初。

蚊虫叮咬案

华某某，男，36岁，2012年7月就诊。因出差到江西，被不知名飞虫叮咬到左小臂和手背，随后叮咬部位出现红肿，尤其是小臂肿大有正常时的一个半大小，同时伴有瘙痒和疼痛。到某院皮肤科治疗，给予激素软膏和清热泻火的中成药，经治一周没有好转，遂于2012年6月29日来笔者处治疗。就诊时患者的小臂及手背红肿明显，瘙痒疼痛影响睡眠。自觉口干，饮食、二便尚可；患者有吸烟史20年，平均每天一包烟，很少饮酒，脉弦涩，沉取滑，舌红苔黄腻。

按 蚊虫叮咬，毒邪蕴于血脉，卫气与之相搏，毒邪外出，蕴于腠理，所以皮肤红肿。治疗当以疏风解毒为法，但不可过用寒凉之清热解毒药，要注意透达营分之邪。温病治法中有透营转气一法，可用于此。但如此小证，不必劳烦诸多攻伐之品以至于邪正均有所损伤。元气修复，无为治之，自能驱邪外出。

病机分析：从脉证分析，热毒蕴于体表，患者圆运动之生长之气与之相搏，正邪相争，但邪正相持，两不能胜。此时只需稍微扶助一下生长之气，使元气修复，自然可以祛邪。

治则治法：从天根处扶助生长之气，使生长之气鼓荡，元气不受邪侵，托邪气外出腠理，红肿自复。

处方：归一饮

制附子6g 干姜9g 炙甘草12g （7剂）

患者服用了5剂，红肿尽消，恢复如初。

按 元气无为不代表只可以治疗慢性病，因为元气无为而无不为，不分慢性病和急性病。

严重痤疮案

杨某某，男，22岁，患者于2010年7月13日就诊。患者患严重痤疮3年，这个男孩很清秀，皮肤白皙，但面部的痤疮几乎糊满了左半边脸，左侧颈部也几乎布满痤疮，然后是前胸，左侧几乎布满，痤疮高出皮肤处最高有将近1cm，是几层痤疮累积所致，散发有脓点。患者比较痛苦，已经有点轻度抑郁，中西药已经应用了4年多，还在皮下注射过激素类药物，丝毫不见效，朋友推荐来我处就诊。患者饮食、二便正常，已经不吃辛辣海鲜等刺激食品，入睡较难，情绪抑郁，性格腼腆，脉沉涩弦，左关弦硬，舌红苔薄白。

按 患者痤疮较为严重，而且瘢痕也较严重，气血瘀滞于少阳，少阳主枢，在半表半里，多用和法；少阳又为一阳，忌汗吐下之攻伐之法。观《伤寒论》小柴胡汤，以和解少阳为法，尚有人参、甘草、大枣扶正，不可滥用攻伐。而许多医生不辨六经，不明六经之开枢合，一见所谓炎症但以清热解毒治疗。此过用寒凉无异于攻伐之剂。《道德经》云："兵者不祥之器，非君子之器，不得已而用之，恬淡为上。"但此少阳瘀滞已经不在无形气分，而已成有形之邪。气血痰湿瘀滞于少阳，少阳既有郁结又有少阳阳气不足，生发之力不足，也可谓虚实夹杂，诚为难治。

病机分析：生长之气抑郁不舒，痰湿瘀血郁于经络，久郁不通。生长之气生发不足，导致生长之气与收藏之气失和，元气受损，无以祛经络之邪阻。因此治疗是在修复生长之气，令元气通和，此为治本，兼以通络活血祛痰，以治其标。

治则治法：从天根之处修复生长之气，令元气通和，兼祛经络之邪。

处方：归一饮加减
制附子10g　干姜15g　炙甘草20g　皂角刺12g　连翘10g　（7剂）

二诊：2010年7月20日就诊，患者面部的痤疮脓点减少，余无变化，舌脉同前，继续服原方21剂。

处方：归一饮加减
制附子10g　干姜15g　炙甘草20g　皂角刺12g　连翘10g　（7剂）

三诊：2010年8月12日就诊，患者面部痤疮已经没有脓点，没有新发的痤疮，之前的痤疮逐渐变小，颜色变淡，有的已经漏出下面的皮肤；脉沉涩弦，左关弦硬减轻；舌红苔薄白。继续应用归一饮为主。因为脉沉涩，痤疮有的颜色紫暗，提示气虚瘀滞于经络较重，所以加红花活血化瘀。

处方：归一饮加减
制附子10g　干姜15g　炙甘草20g　皂角刺12g　红花10g　（21剂）

四诊：2010年9月3日就诊，患者痤疮已愈大半，面部最为明显，基本已经消失，颈部痤疮已经消失一半，胸部痤疮没有太多减少，但已经处于平复状态，没有新发的痤疮。脉沉涩弦，左关弦硬已经减轻一多半。仍标本兼治，祛瘢痕以僵蚕为佳。

处方：归一饮加减
制附子10g　干姜15g　炙甘草20g　皂角刺12g　僵蚕10g　（21剂）

这样服用归一饮加减约3个月，有时加红花，但皂角刺始终应用。3个月后面部痤疮几乎全部消失，只有些瘢痕。继续服归一饮加减1个月，胸部痤疮又减少了近2/3，后因患者要去外地上学，所以停用中药治疗。

按 患者痤疮较为严重，多种治疗无效。笔者以归一饮调整元气运化之机，交给元气治疗。为减轻元气的负担，兼取治标之药。《医学入门》："皂刺，凡痈疽未破者，能开窍；已破者能引药达疮所，乃诸恶疮癣及疠风要药也。"《本草汇言》："皂荚刺，拔毒祛风。凡痈疽未成者，能引之以消散，将破者，能引之以出头，已溃者能引之以行脓。于痈毒药中为第一要剂。又泄血中风热风毒，故疠风药中亦推此药为开导前锋也。"故皂角刺始终应用，其实已有无为中求有为的含义，盖引元气先走皮肤，以之攻取经络之邪。连翘亦是疮家圣药，《本经》说："连翘，主寒热，鼠瘘，瘰疬，痈肿恶疮，瘿瘤，结热。"红花，活血化瘀，《本草正义》说：红花"达痘疮血热难出，散斑疹血滞不消。"但不管怎样，这些都是治标之药。

丹毒案

许某某，女，86岁，2009年8月19日就诊，患者3天前出现右小腿红肿热痛明显，但没有高热畏寒及头痛等症状，伴恶心、食欲差，小便黄，大便干。患者先就诊于望京医院，诊断丹毒医生嘱其用芒硝煮水泡敷患处，但皮肤红肿热痛反而加重，朋友介绍遂就诊于笔者处，查右小腿红肿热痛，皮肤扪之热手，患者体胖，脉沉滑弦数。

病机分析：患者虽然小腿红肿热痛，但从脉象上分析，脉沉滑数，脉虽数，但脉势压抑，且脉不浮，仍是生长之气受压抑之象，元气失和，热毒蕴结，治疗上但和元气，不计其余。

治则治法：扶助生长之机，与收藏之气和合为一，元气运化，无为而治。新感之邪，元气不虚，元气自会选择首先祛邪，而不会缓治，定会速决。

二诊：2009年8月22日复诊，患者服用3剂药后皮肤红肿热痛减轻一半，脉仍沉细，但弦数减轻。继续服用原方5剂痊愈。

按　这是笔者早期的医案，那时候本书的思想才刚刚成形，正在临床验证中，一看此患者是丹毒，又有红肿热痛的临床表现，初起也不敢用归一饮，但一个细节提示笔者也许可以用，即患者用芒硝水泡敷患处反而加重。我们知道芒硝是大寒之药，若真是热毒，应该减轻才是，反而加重，所以考虑仍是虚火所致，毕竟归一饮是一个温热药，所以当时也是尝试应用归一饮，说尝试是因为一般来讲，丹毒真寒假热并不多见，但即使是诊断了真寒假热，一般的医生也不会一上来就应用类似四逆汤的归一饮来治疗。此次应用归一饮，没想到效如桴鼓，这也激励了笔者在临床中进一步扩大归一饮的应用范围，而且跳出以疾病为中心的治病理念，关注元气，关注阴阳二气。换句话说，无论症状表现为是寒是热、是虚是实，只要病机上生长之气不足或者受压抑，都可以用归一饮。

呃逆案

冯某某，男，70岁，2013年10月15日就诊，患者3天前出现顽固性呃逆，昼夜不停，晚上不能入睡，经中西医多种治疗无效，至中日友好医院就诊，建议手术治疗，患者不愿意手术遂就诊于笔者处，就诊时患者呃逆不断，诊脉沉弦有力微紧。

病机分析：脉沉弦有力微紧，为生长之气受压制之象，胃气上逆，元气失和，故呃逆不止。

治则治法：修复生长之气，使之与收藏之气相和，元气调达，使胃气和顺，加丁香、柿蒂以治其标。

处方：归一饮

制附子10g　干姜15g　大枣20g　丁香6g　柿蒂6g　（2剂）

🔘 丁香温胃散寒，降逆止呃；柿蒂苦平，降逆气，二者是对药。

二诊：2013年10月16日复诊，患者服药后呃逆稍有好转，但仍整夜未睡，已经连续4天未睡觉，实在难以忍受，想去医院手术治疗，笔者再三考虑，劝患者再观察1天，中药已经有效，再坚持1天，患者勉强同意。诊脉仍沉紧有力，仍考虑用归一饮，但加大剂量。

处方：归一饮加减

制附子15g　干姜20g　大枣30g　旋复花6g　生代赭石12g　（2剂）

三诊：2013年10月17日复诊，患者服用上方1剂呃逆减轻90%，已经可以入睡，嘱患者再服1剂，诸证悉愈。

顽固汗证案

王某某，71岁，女性，主因"反复喘息、畏寒30余年，间歇性恶风畏寒、发热、大汗出3年余就诊。"患者于1976年受凉后出现发热、咳嗽症状，伴畏寒、呼吸困难。体温最高40度。当地医院诊断为"支气管哮喘"，给予"泼尼松、氯丙嗪"治疗后体温正常，呼吸困难缓解。此后患者长期口服激素治疗（地塞米松），喘息症状时有发作，不能平卧，伴畏寒、大汗。5年前，患者开始长期口服中药治疗（方剂中含麻黄，其余药物不详），喘息症状明显缓解，但仍畏寒、反复出汗。近3年，患者自诉每隔一两日"感冒"一次，主要症状为恶风、畏寒、发热，故患者四季皆着秋冬衣帽；全身骨痛明显，后背及双足冰凉，且仍昼夜汗出如洗，因为换衣不及所以白天身上披个毛巾放在内衣内。大便困难，小便频数。睡眠很差，不易入睡，晚上睡三四个小时，入眠后多梦。既往史：高血压、糖尿病病史10余年，血压、血糖控制稳定。患者近3年遍访中医专家，一直没有中断服中药，但始终不见显效。2015年5月11日就诊于笔者处，诊脉左脉沉弦细微紧，右脉微弦，重取无力。

病机分析：患者左脉沉弦细微紧，右脉微弦，重取无力，是生长之气不足兼有生长之气受抑制的病机，生长之气与收藏之气不能尽和，人体气化之圆变小偏斜，元气受损，在表之营卫出入失和，在里之脏腑升降失和。

治则治法：从恢复生长之机入手，使生长之气渐渐与收藏之气相和，恢复元气，元气得复，无为而治。

处方：归一饮
制附子10g　干姜15g　大枣20g　（14剂）

二诊：2015年6月25日复诊，患者出汗稍有好转，但睡眠明显好转，晚上可以睡5小时左右，左脉沉弦细，紧象好转，右脉微弦，重取无力。继续用归一饮治疗。

处方：归一饮
制附子10g　干姜15g　大枣20g　（14剂）

三诊：2015年8月6日复诊，患者服用此方一个月余，睡眠已经正常，感冒发生间隔延长至1周，即使感冒也会很快恢复，感冒的持续时间减少，精力体力好转，但出汗情况没有本质的改变，只是较前稍有减轻，左脉沉弦，左关明显，右脉弦弱。

> **处方：归一饮加减**
> 制附子10g　干姜15g　大枣20g　桂枝10g　白芍10g　（14剂）

四诊：2015年8月20日复诊，患者出汗情况没有改善，其余症状同前。左脉沉弦，左关明显，右脉弦弱。

> **处方：小柴胡汤原方**
> 柴胡18g　黄芩12g　半夏10g　生姜10g　党参10g　炙甘草6g
> 大枣6g　（14剂）

按 虽然临床中出汗证求治于中医的并不少见，但这个病人较为复杂，而且严重，曾服用过多种中药。笔者曾经开了以大剂量黄芪为主的玉屏风散，刚一开出来，患者就说，吃过此药，黄芪用到过100g，吃过两个月没效；又开了一个桂枝汤加减、防己黄芪汤加减，患者一看说也都吃过；笔者刚开始开归一饮的时候，患者说："您的附子用量太小了，我吃过60g附子的中药都没效。"从圆运动的角度看，患者病情复杂，病变有多处，元气修复要有个过程。对于治疗汗出，由于邪气阻滞，显然元气的力量还不够，但这个症状却是令患者最痛苦的，这时候不妨先治其标，使邪气得以松解或部分祛除，减少对元气的压制，这样元气恢复也可以更快。从脉象分析，患者左脉沉弦，左关明显，右脉弦弱，为少阳风郁、枢机不利伴脾虚之象，故拟用小柴胡汤治疗，以疏少阳之风。

五诊：2015年9月20日复诊，患者服用此方近1个月，恶风、畏寒、大汗症状较前缓解1/4。"感冒"发生间隔延长至15天左右，但即使夏天仍然要穿羽绒服，里面垫上3块毛巾，诊脉：左脉沉弦，左关弦象减轻，右脉弦弱，但较前有力，弦象亦减轻。

> **处方：归一饮**
> 制附子15g 干姜20g 大枣30g （30剂）

按　患者经过小柴胡汤的治疗，少阳风郁的情况多有好转，元气运转的负担减轻，但生长之气仍受抑制，仍拟用归一饮治疗，因为元气经过前期的修复，已经有所充足，所以归一饮加大剂量。

六诊：2015年10月20日复诊，患者恶风、畏寒、大汗症状明显缓解，虽然天气转冷，但患者已经不用穿羽绒服，和正常人一样了。其余诸证皆缓解。原方继服14剂，巩固观察。

腰椎病案

徐某某，女，69岁，于2015年7月23日就诊，患者主要病情为阵发腰痛3年余，加重两月余。腰椎X光片提示：各腰椎椎体边缘增生，腰4~腰5、腰5~骶1间隙明显变窄，椎间孔变小，诊断"腰椎退行性改变，腰椎病"。予针灸、理疗、按摩、药物熏蒸，内服中成药、中草药等方法治疗，但疗效都不显著。患者有冠心病病史两年，高脂血症病史5年。经朋友介绍病人就诊于笔者处，接诊时患者诉腰痛，时有头晕、乏力、动则汗出，心悸，大便干，夜尿多，口干，纳呆。查舌质暗红，舌体胖，边有齿痕，舌苔白厚腻，诊脉左脉沉紧，右脉沉滑。

按　从舌脉上看患者为气虚、痰湿阻络所致，可用四神煎合温胆汤治疗，益气化痰兼以通络。

病机分析：患者左脉沉紧，右脉沉滑，是生长之气受抑制之象，阴（收藏之气）阳（生长之气）失和，经络之气周流失畅，阻滞于下焦。

治则治法：助生长之机，使元气修复。加杜仲、川牛膝引导元气直至病所。

> **处方：归一饮加减**
> 制附子10g　干姜15g　大枣20g　炒杜仲10g　川牛膝10g　（14剂）

二诊：2015年8月7日复诊，患者腰痛明显好转，不但如此，乏力、心悸、纳呆、大便干等症状均有好转，夜尿仍多，左脉沉弦，右脉沉滑。仍用原方。

> **处方：归一饮加减**
> 制附子10g　干姜15g　大枣20g　炒杜仲10g　川牛膝10g　（21剂）

服药后患者腰痛痊愈，随访两个月，未再疼痛。

颈椎病、颈心综合征案

孟某某，男，49岁，于2015年4月11日因"阵发头晕、胸闷半年余，症状加重伴颈部不适两个月"就诊，患者半年前因为头晕就诊，诊断为高血压病，服用降压药后血压平稳，但头晕没有改善，后又因为胸闷怀疑冠心病，在解放军309医院做冠状动脉CT，未见狭窄，从而除外冠心病，但头晕、胸闷的症状一直未缓解，直至两个月前因为颈部不适就诊于骨科，做颈椎核磁诊断"颈椎病"，在中医骨科做按摩手法治疗，症状有所缓解，但最近两周又有所反复，朋友介绍就诊于笔者处。患者头晕伴有胸闷，最近失眠，入睡差，饮食可，二便正常。服用氨氯地平5mg，每日1次，血压在130/85mmHg左右。查舌暗苔薄白，边有齿痕，舌下脉络迂曲。左脉弦，重取涩，左寸不足；右脉沉滑。

病机分析：患者左脉弦，重取涩，左寸不足。左脉主升，左寸不足、左脉弦是生发之气无力；右脉沉滑，为收藏之性相对过度，人体气化之圆被压扁，圆运动失和。

治则治法：扶助生长之机，使之带动收藏之气，二者相和，使气化之圆复原。

处方：归一饮加减
制附子10g　干姜15g　大枣20g　葛根12g　（14剂）

二诊：2015年4月25日就诊，患者头晕、胸闷、颈部不适均有明显好转，睡眠也有改善，诊脉：左脉略弦，重取涩，左寸不足但较前减轻；右脉浮细，中取略滑。仍用原方，21剂后患者诸症皆愈。

处方：归一饮加减
制附子10g　干姜15g　大枣20g　葛根12g　（21剂）

头部外伤 严重抑郁案

张某某，男，54岁，于2015年4月26日就诊，患者5年前头部外伤，经中西药治疗后遗留严重头痛、烦躁、易怒，并出现严重抑郁，对事物都失去兴趣，记忆力严重下降，已经不能工作，只能辞职在家养病。就诊时目光呆滞，双眼视物发直。脉弦，沉取涩，舌质暗舌苔白腻。

病机分析：患者脉弦，沉取涩，舌质暗，舌苔白腻，为生发之气受到抑制，导致气血瘀滞，痰湿内阻，肝气不舒，肝血瘀滞，圆运动失和。

治则治法：扶助生长之气，使之与收藏之气相和，使元气渐复，气血调达，痰瘀得化。佐以活血化瘀兼治其标。

处方：归一饮加减
制附子10g　干姜15g　大枣20g　川芎6g　（28剂）

二诊：2015年5月28日就诊，患者头痛已愈，烦躁易怒明显减轻，家属述脾气禀性明显好转，目光不再呆滞，但仍有抑郁，对事物没有兴趣，记忆力下降。脉弦，右尺脉不足，舌质微暗舌苔白。

病机分析：患者肝郁、气滞、血瘀减轻，生长之气得以部分修复，元气渐复，仍以归一饮加减，继续修复元气。加巴戟天补肾，治疗抑郁。

处方：归一饮加减
制附子10g　干姜15g　大枣20g　巴戟天10g　（28剂）

三诊：2015年6月30日就诊，患者抑郁明显减轻，开始对生活有信心，对事物有兴趣，记忆力改善，情绪改善，家庭也开始和睦，脉微弦略滑，右尺脉仍不足，但有所改善，舌质淡红舌苔白微腻。

病机分析：患者生发之气渐复，但仍未完全恢复，元气仍需修复，但痰瘀气滞均明显改善，继以归一饮善其后。

处方：归一饮
制附子10g　干姜15g　炙甘草20g　（28剂）

后随诊，患者诸证渐愈，遂停药。

高血压、糖尿病案（治疗简述）

对于高血压病1级，即血压在140~159/90~99 mmHg的患者，单纯用归一饮或观复汤，不用西药，也有较好的疗效。对于超过这个水平的高血压患者一般配合西药治疗，单纯用中药治疗的经验不多。

对于初发2型糖尿病患者，一般发病在两年以内的，不用西药，单纯用归一饮或观复汤治疗，大多数可以使血糖正常。大概随访这类患者1年左右，不服任何药物，血糖依然稳定。对于严重的糖尿病患者或糖尿病病史较长的患者目前还没有足够的经验。

由于这类患者西医认为是终身疾病，所以还要随访更长时间才有意义。这两类患者也要求医生对脉诊的判断要相当准确，由于此书没有传授脉法，为了避免盲目模仿，所以没有在本书中录入这两类患者的病例。

下编

立论与实践

宋·邵雍：

乾遇巽时观月窟，

地逢雷处见天根。

天根月窟闲来往，

三十六宫都是春。

第一章

《道德经》与中医

　　《道德经》《周易》是中国传统文化的源泉之一，是中国传统思想的巅峰之作，其思想影响了上至先秦诸子，下至历代思想家、帝王将相及平民百姓。先秦之儒家、法家、兵家、阴阳家都受到了老子思想的影响，其中也包括医家。

　　《道德经》谈的是天地万物之理，中国古人认为天地万物虽不同，但其理是相通的，故以之治国可以为明君，以之处事可以为圣人，以之养生则可长生久视。可见，以老子思想为宗，无论治国、修身、养生都能臻于至境，何况是治病呢。《道德经》之道也是医学之道。

　　如前所述，老子的思想在《黄帝内经》中已经得到了继承和应用，但并没有真正在后世的中医发展中得到深入，一方面是因为汉以后儒家思想作为社会主流思想，深刻地影响了中医，从后世读书出身的医生常常被称作"儒医"就可见一斑；而另一方面，道家虽然继承了老子的思想，但其是以丹道修炼为目标，并不仅仅为了治病。这些因素都导致了老子的思想在后世医学中没有得以深入发展。但是，《道德经》既然谈的是万物之理、天地之道，医道自然也在其中。

本书试图将中国古代思想的两部巅峰之作《道德经》《周易》的思想应用到中医学上，希望使中医回归到她原本具有的境界与高度。而这种应用不应该只是在理论上的旁征博引甚或牵强附会，而应该是在理论和实践两个层面上有所建树。因此除了《黄帝内经》，我将《道德经》《周易》也列为中医经典，并以此三书为立言、立行之根本。

要将《道德经》的思想应用于中医的实践，首先就要真正明白《道德经》的本义，本文将从讲解《道德经》开始。

第一节 《道德经》之道可道

《道德经》第一章：

> 道可道，非常道。名可名，非常名。无，名天地之始；有，名万物之母；故常无，欲以观其妙；常有，欲以观其徼。此两者，同出而异名，同谓之玄。玄之又玄，众妙之门。

译释：道，可道，但不是恒常不变的道；名，可名，但不是恒常不变的名。无，可称作天地的开始；有，可称作万物之母。所以若常处在无的状态，可以观察到道的奥妙之处；若常处在有的状态时，可以观察到道的显现和作用（徼，朱谦之云"光明之谓，与妙为对文，意曰理显谓之徼也"）。有和无，此两者，本是一体，只是名称不同，都可以称为玄，玄之又玄，众妙之门。

这一篇是《道德经》全篇的主旨之一，关于这一段大多数学者这样解释说："可以说的道，并不是真正的道，可以说的名，也不是真正的道之名。"
或者说："可道之道，非永恒之道。可名之名，非恒久之名"等，当然还有一
些其他解释，但大多都是就这句话讲这句话。其实，孤立的这么讲，似乎也没
有理由说它不对，但问题是，这样的解释却没有放在这一章的整体中去看，更
谈不上放在整篇《道德经》中去分析了。我们解读《道德经》的语句应该从
《道德经》自身中寻找其本意，最后还要放在整篇中去检验正确与否。同样的
问题，后面的断句有人这样断："无名，天地之始；有名，万物之母""故常
无欲，以观其妙；常有欲，以观其徼"。这种断句也是，孤立地看似乎也不
能说不对。但试想一下，一篇中有限的几句话，竟然分别说了道、名、有名、
无名、有欲、无欲，六个不同的概念，然后后面却说"此两者，同出而异名，
同谓之玄。玄之又玄，众妙之门"。那"此两者"，到底指的是哪两者呢？是
道和名？还是有欲和无欲？还是有名和无名？这就是问题之所在。因此从"此
两者"的角度上看，只有断句为"无，名天地之始；有，名万物之母"，"故
常无，欲以观其妙；常有，欲以观其徼"，才能和"此两者，同出而异名"连
上，才能前后贯通。

　　若如此，第一、第二句后面都在说有和无，那么"道可道""名可名"
这两句就是独立的吗？显然，这两句放在一篇之首，不但和后面一直重复的
"有"和"无"有关系，而且是一气呵成的。

　　《道德经》不是讲给普通百姓的，也不是专门讲给帝王的，而是讲给有
志于道之人听的。《道德经》是给修道之人讲的理论，但一谈到理论，人们往
往容易从理论的概念入手，也就是从名相入手，老子恰恰要谈名相，但谈名相
的目的是为了破名相。

　　《道德经》云：

　　　　天下万物生于有，有生于无。

遵从"无——有——万物"的次序，天地万物如此，老子谈天论道也仿效于

此，虽是行文，亦遵从此次序，以文章之序亦应天地之道也。

老子开篇谈了四个重要的概念，"道""可道""名""可名"。

"道"，指的是本体，道的本体是无。

"可道"，谁可道？可道何物？显然"可道"是人"道之"，可道的对象是"道本身"，也就是人对道认识，因为《道德经》是讲给有志于道之人的，所以开篇先说人对道的认识。所以"可道"是人对道的认识或者实践，是主观的，我们可以称之为主观之有，这个主观之有是对道的主观之有。

"名"是什么？"名"是名称，名称是人起的，是人命名的，因此"名"代表了人对事物的认识，是人类思维里的东西，是主观的，也可以称之为主观之有，但这个主观之有是对万物的主观之有。

"可名"，可名者是可以命名之物，代指万物本身，即客观事物，因此可以称之为客观之有。

虽然是四个概念，但归纳起来可以总结为两个概念，就是有和无。"道"作为本体是"无"，所以《道德经》形容"道"：

视之不见，名曰夷；听之不闻，名曰希；搏之不得，名曰微。

而其他三个概念，不管是对世界万物和道的认知，还是客观事物本身都是"有"。所以这一篇前两句话说的依然是有和无，以及有和无的关系、有和无的变化。

因此"道，可道，非常道。"是说：道，本体为无，"可道"为有，从无到有，但这个有却不恒常，是无常的，不能恒常，则又回到了无。所以"道，可道，非常道"是指从"无"到"有"，"有"又归于"无"的过程，这是从"无"开始说"有和无"的关系。第二句"名，可名，非常名"是说：名相之名、可名之物，都是有，修道之人往往先执着于名相之名。从主观之名相到客观事物，也是不恒常的，还是无常，还是无，最终从"有"又回到了"无"，这又是从"有"开始说"有和无"的关系。所以这两句告诉我们，有和无之间是如何相互转换、互相变化的。同时也说明了为什么"有和无"同出而异名。

这一篇几乎通篇对仗的说了"有"和"无"。第一句"道可道"从"无"开始说，第二句"名可名"从"有"开始说。第三句承接第一句说："无，名天地之始"，第四句承接第二句说："有，名万物之母"，第五句承接第三句说："故常无，欲以观其妙"，第六句承接第四句"常有，欲以观其徼"。然后把对仗之"有无"合为一体："此两者，同出而异名，同谓之玄。玄之又玄，众妙之门。"所以从开篇第一句到最后一句，都在说"有和无"，可以说全篇首尾呼应，一气呵成。（见图三）

其实有和无是什么呢？有和无就是德与道。我们往下接着看。

"故常无，欲以观其妙"，当你处于"无"的状态时，你可以去观道的妙处。"常有，欲以观其徼"，"徼"是明亮的月光，当你处在"有"的状态时，就能看到道的显现像月光一样清晰可见。"无"是道之体，"有"是道之用。常"无"的时候，看的是道的体，常"有"的时候看的是道的用。道之用就是道之德，德是道的显现。比如说一个人的品德，是从他表现出来的行为举止、做人做事的方式方法等体现出来的，既然已经显现，就是有，但是他内在的思想本质是体。道之体是无，而道之可道就是道之显现，是道之德，为"有"。所以《道德经》开篇的两句不但点明了第一篇的主题，也点明了整个《道德经》的主题，开篇说的即道与德，道与德即无和有。

最后两句是点睛之笔，告诉我们道与德、无和有到底是什么关系？"此两者，同出而异名，同谓之玄。玄之又玄，众妙之门"此语真可谓明心见性。有和无同出而异名，有和无其实是一个东西，只是名称不同而已。这让我们想起《心经》所云：

色不异空，空不异色。色即是空，空即是色。

色是有，空是无，说的不就是有和无同出而异名吗！这就是众妙之门。佛家说

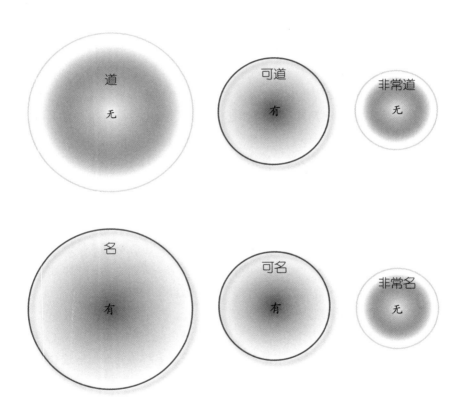

图　四

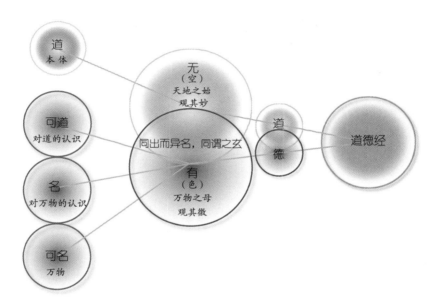

道
本体

可道
对道的认识

名
对万物的认识

可名
万物

无
（空）
天地之始
观其妙

同出而异名，同谓之玄

有
（色）
万物之母
观其徼

道
德

道德经

空与色、真空和妙有，道家说有和无、道与德，《道德经》和佛家的思想竟如此一致。众妙之门的有和无、真空妙有的空与色，就是《道德经》的道与德。（见图四）

"道，可道，非常道。"说了从无到有，再从有到无的过程。佛家说"性空缘起，缘起性空"，性空是无，缘起是有，"性空缘起"，是从无之性空到有之缘起。"缘起性空"，是缘起之有复归于性空之无，又从有回归于无。妙哉!老子和佛陀虽然不相见，却悟出了共同的道理。

但这和中医有什么关系呢？这和中医大有关系，我们慢慢讲。

第二节 《道德经》之道生一

《道德经》云：

> 道生一，一生二，二生三，三生万物。万物负阴而抱阳，冲气以为和。

老子在这句话里讲了宇宙万物的生成，是老子最重要的思想之一。这里用了一、二、三，在中国古人眼里的数字绝不单单是计数的方法，它更包含了深刻的哲学思想。

"道生一"，"一"不仅代表一个、第一，"一"在中国传统文化中还代表了最初始、本源、根本等；另外"一"还代表了一个整体，不可分。一就是不二，二是分别之始，不二就是无分别。

《说文解字》说：

> 一，惟初太始，道立於一，造分天地，化成万物，凡一之属皆从一。

所以"一"代表了源头、起源、整体、不可分、无分别等深刻含义。

"一"是太极。极，金文："木，柱子；及，到达"，本义是柱头的起顶点、顶端。太，是最、大的意思。太极就是最顶点、最初始的那一点，那就是一。邵雍说："太极，一也"。太极生两仪，两仪即是阴阳，阴阳是二，太极生两仪即是一生二，一自然就是太极。

"一"是混沌。混沌代表不分，代表整体。

《庄子》云：

> 南海之帝为倏，北海之帝为忽，中央之帝为浑沌，倏与忽时相与遇于浑沌之地，浑沌待之甚善。倏与忽谋，报浑沌之德，曰："人皆有七窍，以视听食息，此独无有，尝试凿之。"日凿一窍，七日而浑沌死。

译释：传说南海的君王叫作"倏"，北海的君王叫作"忽"，中央的帝王叫作"浑沌"。倏与忽经常做客于浑沌的国土，接受浑沌丰盛的招待，倏与忽欲报答浑沌这样热情的款待，想着人都有七窍而浑沌却没有，就想要一天凿出一窍，让浑沌也能跟人类一样享受美食、音乐、愉人的景色等，没想到等七天凿完七窍后，浑沌却也因此死了。

"一"是混沌，"一"若分，则"一"也就会如混沌被凿七窍而死一样消失了。混沌初开才有天地，天地是最大的、最初始的阴阳，混沌初开有阴阳，也就是一生二。

"一"是元气。古云：

> 太极，元气，函三为一。（刘歆《三统历》）
> 元气未分，浑沌为一。（《论衡》）
> 易有太极，是生两仪，两仪生四象，四象生八卦。孔颖达疏：太

极，谓天地未分之前，元气混而为一，即是太初、太一也。（《周易·系辞》）

夫礼必本于大一，分而为天地，转而为阴阳，变而为四时，列而为鬼神。孔颖达注云：必本于大一者，谓天地未分混沌之元气也。（《礼记·礼运》）

太极者，一气也。天地未分之前，元气混而为一，一气所判，是曰两仪。（宋·刘牧《易数钩隐图》）

"一"是道之德。我们知道，德是道之显，道是德之隐。如果道是无，德就是有，二者同出而异名。但这个"有"不是万物之有，而是最初始的有，是天地产生之前的有，是可以生天地万物的有，是太极，是"一"。（见图五）所以"一"是道之德。《道德经》非常重视"一"即源于此，如《道德经》云：

载营魄抱一，能无离乎？
昔之得一者；天得一以清；地得一以宁；神得一以灵；谷得一以盈；万物得一以生；侯王得一以为天下贞。

《庄子》云：

我守其一，而处其和。

战国楚竹书《凡物流行》云：

是故有一，天下无不有；无一，天下亦无一有。
能察一，则百物不失；如不能察一，则百物俱失。

图　五
一的别称

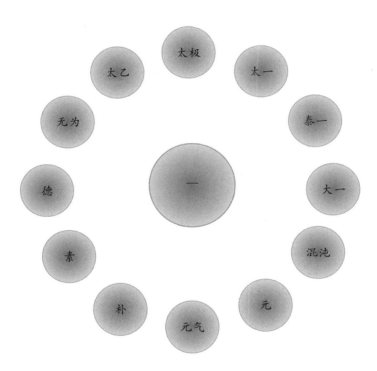

一焉而终不穷，一焉而有众，一焉而万民之利，一焉而为天下稽。握之不盈握，敷之无所容，大之以知天下，小之以治邦。

那么这个道之德的表现是什么呢?

第三节　《道德经》之无为

《道德经》有四个最重要的概念就是道、德、一、无为。《道德经》在开篇谈了道以后，紧接着第二篇、第三篇谈的就是无为，《道德经》下篇即德篇，开篇就谈无为，可见无为的重要。

《道德经》第二章云：

> 圣人处无为之事，行不言之教。万物作焉而弗始，生而弗有，为而弗恃，功成而弗居。夫唯弗居，是以不去。

译释：圣人之行事会自然为之，不会刻意甚或以己之私而作为，圣人教化民众，不是只在语言上做文章。使万物生长却不想统治它，使万物发生而并不想据为己有，有如此之功德却不自居，正是因为不自居，所以才能长久。

《道德经》下篇第一章云：

> 上德不德，是以有德；下德不失德，是以无德。上德无为而无以为；下德为之而有以为。

译释：上德之人已经在道德之中，不知还有什么别的身外的道德，这才是真正的有德；下一等的德因为还没有在道德中，所以十分珍视道德，不想失去德，那是因为他还没有得到到真正的德。上德无为，所以我们看不到它的刻意所为；下德有为常常是刻意所为。

无为是《道德经》的核心概念之一，在各篇中反复提到。

为无为，则无不治矣。（《道德经》第三章）

为学日益，为道日损，损之又损，以至于无为，无为而无不为。
（《道德经》第四十八章）

为无为，事无事，味无味。（《道德经》第六十三章）

如前所述，《黄帝内经》也继承了《道德经》无为的观点。

但何为"无为"？ 关于无为，自古各家的观点有相同，也有不同，首先，无为一定不是什么都不做。

历代也有些注家对"无为"存在诸多误解和不正确的诠释。《淮南子·修务训》曾引述对老子的"无为"之含义的一种误解，即认为"无为者，寂然无声，漠然不动，引之不来，推之不往，如此者，乃得道之像"。荀子认为道家的"无为"是抹杀人的主观能动性，是"蔽于天而不知人"。直到近现代，仍有少数注家将老子的"无为"诠释为"无所作为"，认为老子提出"无为"表明他在社会历史观上是消极无为、不思进取、反对任何变革的，说老子希望社会不要有任何作为，人们不要有欲望，天下自然会稳定。

将"无为"诠释为"无所作为"，将老子说成统治阶级的阴谋家，这两种观点实在不值一驳，在此就不论了。关于无为的定义很多，但有一点是肯定的，即无为绝不是无所作为，否则《道德经》就不会说"无为而无不为"了。何为无为，《庄子》有个故事准确的诠释了何为无为，这就是《庖丁解牛》：

庖丁为文惠君解牛，手之所触，肩之所倚，足之所履，膝之所踦，砉然向然，奏刀騞然，莫不中音，合于《桑林》之舞，乃中《经首》之会。文惠君曰："嘻，善哉！技盖至此乎？"

庖丁释刀对曰："臣之所好者，道也，进乎技矣。始臣之解牛之时，所见无非牛者。三年之后，未尝见全牛也。方今之时，臣以神遇而不以目视，官知止而神欲行。依乎天理，批大郤，导大窾，因其固然，技经肯綮之未尝，而况大軱乎！良庖岁更刀，割也；族庖月更刀，折也。今臣之刀十九年矣，所解数千牛矣，而刀刃若新发于硎。彼节者有间，而刀刃者无厚；以无厚入有间，恢恢乎其于游刃必有余地矣！是以十九年而刀刃若新发于硎。虽然，每至于族，吾见其难为，怵然为戒，视为止，行为迟。动刀甚微，謋然已解，如土委地。提刀而立，为之四顾，为之踌躇满志，善刀而藏之。"

文惠君曰："善哉，吾闻庖丁之言，得养生焉。"

译释：庖丁为梁惠王宰牛。他手所接触的地方，肩膀所倚靠的地方，脚所踩的地方，膝盖所顶的地方，哗哗作响，进刀时发出豁豁的声音，没有不合音律的，这声音合乎商汤时《桑林》舞乐的节拍，又合乎尧时《经首》乐曲的节奏。

厨师放下刀回答说："我所爱好的，是道，已经超乎单纯的技艺了。开始我学习宰牛的时候，眼里所看到的都是牛；3年以后，不再能见到整个牛了。现在，我凭精神和牛相通，而不用眼睛看，感官停止了则神欲行。依照牛的生理上的天然结构，切入牛筋骨相接的缝隙，顺着骨节间的空处进刀，依照牛体本来的构造，筋脉经络相连的地方和筋骨结合的地方，尚且不曾拿刀碰到过，更何况大骨呢！技术好的厨师每年更换一把刀，是用刀硬割断筋肉；一般的厨师每月更换一把刀，是用刀砍断骨头。如今，我的刀用了19年，所宰的牛有几千头，但刀刃就像刚从磨刀石上磨出来的一样锋利。那牛的骨节有间隙，而刀刃很薄；用很薄的刀刃插入有空隙的骨节，绰绰有余，刀刃的运转必然是有余地的啊！因此，19年来，刀刃还像刚从磨刀石上磨出来的一样。虽然是这样，每当碰到筋骨交错聚结的地方，我看到那里很难下刀，就小心翼翼地提高警惕，视力集中到一点，动作缓慢下来，动起刀来非常轻，豁啦一声，牛的骨和肉一下子解开了，就像泥土散落在地上一样。我提着刀站立起来，为此举目四望，为此志得意满，然后把刀擦抹干净，收藏起来。"梁惠王说："好啊！我听了厨师的这番话，懂得了养生的道理了。"

这个故事大概讲的就是无为了，孔子云："从心所欲而不逾矩"，亦是此意。

《道德经》第三十七章云：

> 道常无为而无不为。侯王若能守之，万物将自化。化而欲作，吾将镇之以无名之朴。无名之朴，夫将不欲。不欲以静，天下将自正。

译释：道常无为而无不为，侯王若能守之，万物将自然运化。"化而欲作"，即是有为，是顺从人的欲望、意志、目的而作。此时"吾将镇之以无名之朴。"朴，素木也，象征本源，在《道德经》中象征道和一，"无名之朴"就是道，道常无为而无不为。若有人"化而欲作"，想有为，我就用"无名之朴"对治之，使其"夫将不欲"。"不欲"即是不以人的欲望、意志、目的而欲作有为之事，如此才能使其不欲而静，此时"天下将自正"，此篇说的也是无为的道理。

那么无为是谁在无为？《道德经》说："道常无为而无不为"，显然，无为是道之无为。但道作为本体，谈不上为或者不为，无为只能是道的显现，也就是道之德。我们知道，道之德是"一"，"一"混沌不分，没有分别，故无为；一是元，是元气，可以化生天地万物，所以说无不为，故而只有"一"才能无为无不为，一是道的体现，是道之德，无为就是道之德，所以《道德经》才在开篇谈了道以后，紧接着第二篇、第三篇就谈无为，道德道德，谈完道，当然要谈德。《道德经》下篇是德篇，开篇也是说无为。所以

"一""德""无为""元气"同出而异名。

无为有什么用？《道德经》说："无为而无不为"。《周易·易传》也说："易，无思也，无为也，寂然不动，感而遂通天下之故。非天下之至神，其孰能与于此！"无为能感通天下，无为能通于至神。《礼记》曰："通于一而万事毕，无心得而鬼神服。"无心得，无为也。

《道德经》第三十二章云：

道常无，名朴，虽小，天下莫能臣。候王若能守之，万物将自宾。

译释：道常无，若命名它，可称之为朴。朴，无华，似乎很渺小，但天下谁也不敢将之臣服。侯王若能守持它，万物都将自宾。

无为可以使万物自宾、万物自化，这就是无为的妙用。回到人体也一样，无为是人体的元气无为，人体元气也同《道德经》所描述的圣人一样，处无为之事，行不言之教。当我们身体健康的时候，我们想不起来元气对我们的重要性，不会去关注元气，就像我们呼吸正常，空气正常的时候，我们感觉不到空气的重要，感觉不到它的存在，元气也一样。这就是处无为之事，行不言之教，生而弗有，为而弗恃，功成而弗居。这样才是真正的元气。

因此，站在"一"的层面，站在元气的高度，人体之气血将自化、脏腑将自宾，人体将自正，如此则何病不除！医生若能守之，将为上医。

第四节　元气

元，甲骨文 𐓺 是在人 𝉔 的头顶上加一横 ▬ ，代表混沌初开，万物之始。有的甲骨文 𐓺 将一横符号 ▬ 改成两横 ＝ ，是指事符号，强调上之意。

元，在古代是起始、源头、本源之意。

象曰：大哉乾元，万物资始。（《易传·乾》）

天始於元。（《鹖冠子》）

故元为万物之本，而人之元在焉。（《春秋繁露·重政》）

元，始也。（《说文》）

元，君也。（《广雅》）

元，首起哉。（《书·益稷》）

元者，为万物之本。（《春秋繁露·重政》）

徐锴曰：元者，善之长也，故从一。（《说文解字系传》）

清代段玉裁《说文解字注》：

元，始也。见尔雅释诂。九家易曰：元者，气之始也。从一，兀声。

《康熙字典》解释"元"：

《精薀》：天地之大德，所以生生者也。

又本也。《後汉·班固传》：元元本本。

又气也。《公羊传注》：变一为元。元者，气也。

这里很有趣的是东汉何休在《公羊解诂》中云：

变一为元。元者，气也。无形以起，有形以分，造起天地，天地之
始也。

直接点明元就是一，元就是气，当然这里的气不是指阴阳之气，而是变一为元
的元气，是天地未分前的混沌之气，是先天元气。

元气一词始见于先秦哲学著作。如：

天地成于元气，万物成于天地。（《鹖冠子·泰录》）

元气未分，浑沌为一。（《论衡》）

万物之生，皆禀元气。（《论衡》）

天地者，元气之所生，万物之祖也。（《白虎通义·天地》）

元气先于天地所生，元气可以生天地、生万物，是万物之祖，是《道德经》所说的一。"一生二，二生三，三生万物"是说元气生阴阳，元气生天地，然后才有万物。《论衡·辩祟》云：

人，物也，万物之中有智慧者也。其受命于天，禀气于元，与物无异。

天地成于元气，人身是一小天地，人身亦成于元气。人体之元气，《黄帝内经》称为真气。《灵枢·刺节真邪》云：

真气者，所受于天，与谷气并而充身者也。

《类经》云：

真气即元气也。

李东垣在《脾胃论》中指出：

真气又名元气，乃先身生之精气也。

这个乃先身生之精气正是人体的元气，是先天元气。《难经》称其为原气，《难经·三十六难》云：

命门者，诸神精之所舍，原气之所系也。

《难经·八难》云：

> 所谓生气之原者，谓十二经之根本也，谓肾间动气也。此五藏六府之本，十二经脉之根，呼吸之门，三焦之原，一名守邪之神。

元气是先天地所生的"一"，人体中元气也是人体之"一"，这个人体之"一"就是人体的先天元气。

万物之生，皆禀元气。人体之万物——脏腑经络营卫气血也皆是元气化生，人体的一切无非是元气在不同层次上的显现，所以《灵枢·决气》：

> 余闻人有精、气、津、液、血、脉，余意以为一气耳。

精、气、津、液、血、脉皆是一气所变现。张景岳在《类经》中说得更明确：

> 真气即元气也。气在天者，受于鼻而喉主之；气在水谷者，入于口而咽主之。然钟于未生之初者，曰先天之气；成于已生之后者，曰后天之气；气在阳分，即阳气；在阴分，即阴气；在表曰卫气，在里曰营气；在脾曰充气；在胃曰胃气；在上焦曰宗气；在中焦曰中气；在下焦曰元阴、元阳之气，皆无非其别名也。

这正是《庄子》所说"通天下一气耳"，放在人体中，通人体者亦一气耳，一气者，元气也。

我们知道元气是道之德，其性无为。《道德经》说：

> 万物作焉而弗始，生而弗有，为而弗恃，功成而弗居。夫唯弗居，是以不去。

人体的元气何尝不是如此，同样可以说人体之元气使人体中的万物产生、繁殖、成长、发育、成熟，但不显现自己。因为元气具有"生而不有，为而不恃，长而不宰，是谓玄德"的玄德。

元气"万物恃之以生而不辞，功成而不名有，衣养万物而不为主。常无欲，可名于小；万物归焉而不为主，可名为大"。

人体的气血经络、五脏六腑如同天地之万物一样，它们依靠元气而生，但元气生而不辞，功成而不名有，元气衣养脏腑气血而不为主。元气无为无欲，不引起你的关注，似乎很渺小，但人体全部都归属于它，但它不时时以统治者自居，而是运化于无形，这是真正的伟大。

元气流转，似乎你看不到，甚至感觉不到，不知道他做了什么，也看不到他的形状，但人体中所有的事情都是元气所为。元气就像《道德经》所说的"善行无辙迹（辙迹：痕迹）；善言无瑕谪（瑕谪：瑕疵）；善数不用筹策（筹策：计算工具）；善闭无关楗（关楗：门锁）而不可开；善结无绳约（绳约：绳索）而不可解"。元气在无形无迹中运化着复杂的人体。

元气运化人体之万物，抵御外邪，维护健康，就如"天之道，不争而善胜，不言而善应，不召而自来，坦然而善谋"。元气不争但总能赢，不言但总是随时响应，不用你召唤它，该来的时候它自然就会到，似乎没有什么心机，但却善于谋划，这就是人体的元气。

元气如"上善若水"，"水善利万物而不争，处众人之所恶，故几于道。"元气"居善地，心善渊，与善仁，言善信，政善治，事善能，动善时"。它像上善之水，利益万物而不争、不显，似乎总是处于渺小、被人轻视的地方，但恰恰如此，其性才几于道。这个地方是对万物最有利的地方，元气居之。元气之心如深渊一样深奥、空广、无穷尽，它总是仁慈的给予，它言而有信，善治理，有本领，行动时总是能准确地把握时机。《道德经》将元气人格化了，以之比喻人体之元气再恰当不过了。

元气"无为而无不为""为无为，则无不治矣"，以此考虑对于疾病的治疗，则会为我们提供了一条治疗疾病的新思路。既往无论西医还是中医，治病首先要找到病之所在，要去分析疾病的病因、病位及病性。例如乙型肝炎，病因是乙型肝炎病毒感染，病位是肝脏，病性为炎症。因而治疗自然是找到针对乙肝病毒并能作用于肝脏的药物。中医也一样，例如肝郁气滞，病因多是情志抑郁，病位在肝，病性为气滞，因此治疗要疏肝气，解肝郁。再如太阳伤寒，病因是外感寒邪，病位在太阳之表，病性为寒邪郁闭，治疗则要解散太阳寒邪，可用麻黄汤。遇到复杂的疾病，会涉及多个病位，多种病邪和病性，中医和西医都要首先找到疾病发生的部位，以及在这个部位发生了什么，这一点中西医是一样的。但人体是怎样抵抗疾病的呢？例如当人体某个脏器受到了细菌感染，人体的白细胞会迅速升高，通过变形而穿过毛细血管壁，集中到病菌入侵部位，将病菌包围、吞噬，并产生抗体，增强对疾病的免疫抵抗力。人体哪里有感染，白细胞就会更多地出现在哪，无论感染在肺还是胆，无论病邪在表还是在里，也无论细菌是革兰阴性菌还是革兰阳性菌，无论表现为热毒还是寒湿……这是人体自发的行为，当我们去寻表里、分虚实、定脏腑、找病邪的时候，我们忘了其实人体之元气会自动区分表里、虚实、寒热，自动分辨病邪所在和性质，自动应对之，可以自动制定自己的战略方案，选择治疗秩序和顺序，这正是元气的特性。正如《道德经》所言"不争而善胜，不言而善应，不召而自来，坦然而善谋"。那怎样才能做到让元气无为而治呢？下面我们接着讲。

第五节 冲气以为和

"一生二，二生三"。二是什么？从一分出二，二是阴阳，阴阳是中国传统文化中最重要最基本的概念之一，也是中医最重要的概念之一。《黄帝内经》云：

> 阴阳者，天地之道也，万物之纲纪，变化之父母，生杀之本始，神

明之府也。

阴阳如此重要，但为什么不说二生万物或者阴阳生万物，而说三生万物呢？

三是什么？其实有了二就有了三，三与二是同时产生的，因为有了阴阳，自然就有了一个阴阳之间的那条线，那条线在阴阳之间，既不是阴也不是阳，也可以说既是阴，也是阳。它是阴阳的沟通点、联系点，阴升阳降，阴阳转换都要通过此点，它是阴阳之间的枢纽。有了阴和阳，就必然有阴阳的变化，阴阳的变化就是三，故说"三生万物"，因为阴阳只有有了交通变化才有生命力，才能生万物，宋代周敦颐说：

> 二气交感，化生万物。

正是此意。反之，如果没有三，阴阳是静止的，无以生万物。

如果将道也用一个数字来表示的话，大概就是零了，道是无，是虚，因此是零，元气是一，阴阳是二，阴阳变化，则三生万物。北宋张伯端著有一部论述内丹修炼的著作《悟真篇》，其地位与魏伯阳的《周易参同契》相仿，同为丹经之祖，是道教内丹丹法的主要经典之一。张伯端在《悟真篇》中说：

> 道自虚无生一气，便从一气产阴阳。阴阳再合成三体，三体重生万物昌。

完美的解释了《道德经》的这句话。（见图六）

这里引申出一个问题，中国人说"阴阳"，为什么不说"阳阴"呢？《道德经》说：

> 万物负阴而抱阳。

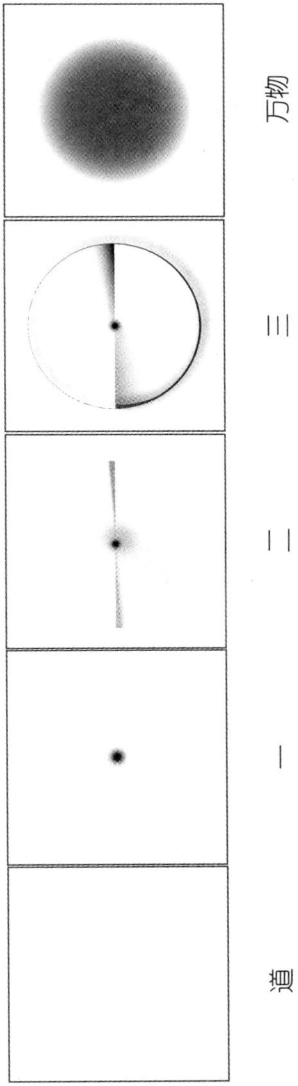

图 六

万物　　三　　二　　一　　道

为什么不说万物负阳而抱阴呢？为什么总是先说阴后说阳？中国古人用词都是有原因的。我们看阴阳两个字，第一个字是先说出来的，位置在前，第一、先、前，在位置上即空间属阳，时间上也属阳的。第二个字是后说出来的，位置在后，第二、后的位置在空间上属阴，时间上也属阴的。属阳的空间和时间要配阴，这是负阴；属阴的空间和时间要配阳，这是抱阳。阴阳总是相反相成，所以《庄子·田子方篇》说：

> 至阴肃肃，至阳赫赫。肃肃出乎天，赫赫发乎地，两者交通成和而物生焉。

肃肃之阴出于属阳之天，而赫赫之阳出于属阴之地，也是相反相和之意。

"万物负阴而抱阳，冲气以为和"也是此意。负，是用背去背负，抱，是用胸去怀抱。古人认为人体胸腹为阴，背为阳。背为阳而负阴，腹为阴而抱阳，乃是取阴阳相和之象。所以万物必须负阴而抱阳，而不能负阳而抱阴。但这种阴阳相和不是简单的和，而是"冲气以为和"的和。《说文解字》解释：

> 冲，涌摇也。

冲是众水相合于中之意，众水相合于中谓之和。《广韵》直接说：

> 冲，和也。

但这种和不是静态的、不动的和，而是"涌摇也"。这是说阴阳之气在涌动、摇动，在相互的冲撞、交流、变化中达到"和"，是一种不断变动的和。"冲"古又同"衝"，"衝，通道也"，沟通之意。阴阳之气相互沟通才能"和"。三生万物，是说的阴阳相互沟通、阴阳相和才能生万物，三乃是"和"的状态。

人体是一个小天地，那人体这个小天地的三生万物在哪里呢？人体中的三生万物乃是奇经八脉中有任脉、督脉和冲脉。这是奇经八脉中最重要的三条经脉，督脉循行于背部，任脉循行于腹部。督脉属阳，督脉有二十八个穴位，对应二十八星宿，月亮日行一宿，对应二十八天，二十八天是月的周期（相对于背景恒星，一个恒星月是27.321 661天），月亮属阴，督脉属阳，以阳负阴。任脉属阴，在腹部，腹为阴，任脉有二十四个穴位，对应二十四节气，是太阳的周期，太阳属阳，任脉属阴，以阴抱阳。督脉、任脉"负阴而抱阳冲气以为和"，任督二脉冲气以为和就有了冲脉，也许古人命名冲脉就是源于《道德经》的"冲气以为和"这句话。中医称督脉、任脉、冲脉为"一源三岐"，因为三者都源于肾。冲脉者，阴阳冲和之脉，阴阳冲和才开始了三生万物，意在说人体的五脏六腑、十二经络皆源于阴阳的冲气以为和，五脏六腑、十二经络是人体的万物，正是三生万物之意。"道生一，一生二，二生三，三生万物。万物负阴而抱阳，冲气以为和"，说了宇宙万物化生过程，天人相应，人体作为一个小宇宙，也自然是这个化生过程。肾中命门连接先天元气（后文述），先天元气为一，一生二，元气生阴阳二气，阴阳二气初始所循经脉即为督脉、任脉。二生三，而生冲脉，一源三岐，三脉都是元气初始之化生。三生万物，所以中医又称冲脉为五脏六腑之海、十二经之海。（见图七）从中也可见《黄帝内经》的思想源头与《道德经》是一脉相承的。

阴阳冲和，也让我们进入到《黄帝内经》"无问其病，以平为期"的境界。这句话出自《素问·三部九候论》，虽然说的是脉，但脉是气血的外现，"以平为期"的本质是气血阴阳的平和，阴阳的冲气以为和。以前我们总是先寻找疾病，然后才能开始治疗疾病，这是以疾病为中心，其实《内经》还有一个境界就是"无问其病"，不再以疾病为中心，我们只需关注阴阳之气是否冲和、关注元气的状态。但使阴阳冲和，元气自然无为而治之，不治病而病自除。

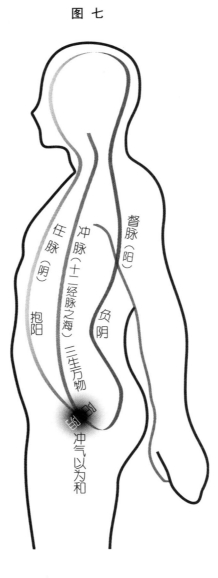

第六节 天下神器与大制不割

《道德经》第二十九章云：

> 将欲取天下而为之，吾见其不得已。天下神器，不可为也。为者败之，执者失之。

译释：将欲取天下而有所作为，我看这是达不到目的的。天下乃神器，不能以私己有为之心为之，为者败之，以己意执之不放者终会失去它。

人体是极其复杂的，人类对人体的认识还远远不够，即使认识到了基因层次，也还差得太远，尤其是对于人体整体而言。人体正如这"天下神器"，天下正如人之整体，有为之法不可能做到真正的整体观，所谓为者、执者，是不能真正做到顺其自然之疗法的，有为法可以得到暂时的或者局部的疗效，但想得到全面、长久的健康，有为法正如《道德经》所言常常会"为者败之，执者失之"。最好的疗法莫过于人体的元气无为而治。

那么作为医生应该如何去做呢？

《道德经》第二十八章云：

> 知其雄，守其雌，为天下溪。为天下溪，常德不离，复归于婴儿。知其白，守其黑，为天下式。为天下式，常德不贷，复归於无极。知其荣，守其辱，为天下谷。为天下谷，常德乃足，复归于朴。朴散则为器，圣人用之，则为官长，故大制不割。

译释：深知什么是雄强，却安守雌柔的地位，就像天下的溪涧，虽处于下，但高山之水也会归集于它。为天下溪，但这还不够，因为这时还有雌雄之别。但是，若常能使"守雌之德"不相离，慢慢地就能达到万物初起如婴儿般的状态。深知什么是显露，却安于归藏，此为天下之所效法的规范，此为天下式。为天下式，但这还不够，因为这时还有黑白之分。但是，若常能使"守黑之德"不丢失，慢慢地就能复归于无极的状态。深知何为荣誉，却甘居其辱，就像天下的山谷，居低处，却为万物所归。为天下谷，但这还不够，因为这时还有荣辱之分，但是，若常能使"守辱之德"充足，慢慢地就能复归于朴的状态。朴散则为具体的器物，但是圣人用之，则可以作为万物之官长，（这是因为圣人知道返璞归真），所以真正的制是不分割、无分别、完整不二的。

这段话讲的是万物之理，用到中医中，知其雄，守其雌，医生面对疾病虽然知道如何应用药物积极治疗，或解表或攻下，或活血或补气，但这都是针对疾病的治疗，这种积极的、有针对性的治疗，我们比喻为雄；当我们不直接针对疾病治疗，而是辅助元气，让元气默默无闻的无为而化，我们将之比喻为雌。前者是明白显现出来、能把握操纵的治疗方式，我们将之比喻为白；后者是隐藏的，元气自为，而医者不知道元气是如何驱逐疾病的，是隐的，我们将之比喻为黑。前者由于是医者积极治疗的结果，有行有迹，有方有法，有治疗的变化，是积极所为，是医生治疗的，所以有功，可以为荣；后者医者没有直接治疗疾病，而是人体元气自己治疗的，医生只是扶住了元气，似乎医者是无功，似乎可以为辱。但是，作为把握大道的医生，知其雄，知其白，知其荣，注意不是医者不知道这些治疗方法，而是知道、明白。但明明知道、明白却不用这种方法，而是宁可守其雌、守其黑、守其辱，为何？因为元气无为而治的治疗才是最整体的、最完善的治疗，守其雌、守其黑才能站在元气的层面、站在一的层面无为而治，才能真正站在人体的整体上解决问题，才能如《道德经》所言：

为天下溪，常德不离。
为天下谷，常德乃足。

为天下式，常德不忒。

所谓复归于婴儿、复归于朴、复归于无极是也。

"朴散则为器，圣人用之，则为官长。故大制不割。"朴，素木也，象征本源，在《道德经》中象征道和一，也就是道和元气。元气散而成形以为器，器是有形有质之物，也就是世间万物，在人体中即是脏腑经络、营卫气血。上医具有圣人一样的智慧，他应该是人体之器的官长，官长要掌握整体，而不是局部，他要做到大制不割。而要做到大制不割，医者就要站在朴的层面、站在元气的层面，而不是站在器的层面，因为朴是器的本源，元气是脏腑经络的本源，元气是人体万物的官长。真正的治病是不分割的。不是对朴散为器的脏腑经络的具体管理，这些管理是局部的，而要为之长，要做到大制不割，就要站在元气的层面，因为元气是源、是一、是真正的整体。这就是《道德经》的智慧。

所以我们不能只专注症状，不能只关注眼前的病，如果你不懂得无为而治、不懂得大制不割的话，一个病看好了，很可能新的病随之出现了。举个例子，比如说皮肤病，其实很多皮肤病是身体内环境紊乱的结果，常常是体内的垃圾、毒素不能及时排出去造成的，因为皮肤是一个毒素的排泄通道。这时候就像一个堆满了垃圾的水沟，正确的处理方法是把垃圾清理干净，虽然清理过程中可能会散发怪味，也许皮肤病会暂时加重，但这是治本的方法。而有些医生不明白这个道理，尤其是专科医生，只看到皮肤病，有意无意采用了垃圾填埋的方法，把垃圾盖住，皮肤病很快好了，因为垃圾被填埋掩盖了。但垃圾没有了排出的通路，就会造成脏腑的损伤，所以有些病人常常会是皮肤病好了，但心脏病犯了或者脾胃病犯了，这是常常可以看到的。这个时候专科的医生往往认识不到自己治疗的问题，而是说反正皮肤病我给你看好了，你再出现其他疾病，你去其他科看吧，这不是我的问题了。这就是美之为美，斯恶已。这只是举一个简单的例子，其实人体是复杂的，疾病也是复杂的，其复杂程度远远超出我们现在的认识。即使一个医生有整体观的认识，要想全面了解人体和疾病的方方面面谈何容易？况且还需要一定的时间，有一个逐步认识的过程。因此有意无意的就会出现为了治疗一个表面上的疾病，常常又会带来新的疾病，这是疾病和人体的复杂程度及医学的认识水平不足所带来的后果。所以要懂得大制不割的道理，要懂得无为的道理。

第七节 虚其心不尚贤

《道德经》第三章说：

> 不尚贤，使民不争；不贵难得之货，使民不为盗；不见可欲，使民心不乱。是以圣人之治，虚其心，实其腹，弱其志，强其骨。常使民无知无欲，使夫智者不敢为也。为无为，则无不治。

译释：使百姓不因为推崇贤才而去争名，不因为难得之货去争利或偷盗；使百姓不去追逐引起人贪欲的东西，使他们的心不迷乱。所以圣人的治理之道，是使人们的贪欲减少，去体会身体的自然之道。使人们没有虚伪的知识和贪欲，使自作聪明的人不敢违反自然之道，以无为之道治理天下，无往而不利。

将这个思想用到人体医学上，"不尚贤，使民不争；不贵难得之货，使民不为盗"，有时候不要以为补药就是好，不管是补气还是养血、补阳还是补阴，它也会带来新的问题，也会消耗元气，也会有副作用。"虚其心，实其腹，弱其志，强其骨"，一些学者将之解释为老子的愚民之策，实在是断章取义、盲人摸象的错误，读《道德经》如果不能在篇章之间相互印证，再从全篇的主旨去把握具体的语句就会出现这种错误。这种错误就会造成有人说老子是阴谋家、让统治者采取愚民之策，说老子的思想消极等。造成这种错误除了历史原因，多是不了解古人语言表达的方式方法所致，古人行文随文就意，但却字字不离主旨。这句话的意思并不是说让老百姓没有思想，让他们吃饱喝足了只为统治者卖命就行了。虚其心，虚的是贪欲有为之心，弱其志，弱的是强行刻意之志；实其腹，强其骨，是说要顺应身体的自然之性。心、志、智在《道德经》里指的都是有为的东西。打个比喻，我想吃个虾，但是我现在不饿，可是那条虾1000元1只，我现在不饿，但不吃多可惜啊，我得把它吃了，这就是贪欲之有为，是实其心，虚其腹。我饿了才吃，因为身体的自然需要我才吃，而不是因为心的诱惑才去吃，这才是"虚其心，实其腹"，是顺其自然的无为。"虚其心""弱其志""常使民无知无欲"，就是把有为的东西去掉，不是要变成头脑简单、四肢发达的人，而是成为道法自然、无往而不利的圣人。

老子说"虚其心"，魏晋郭象注《庄子》干脆讲无心：

> 无心以顺有。（《大宗师注》）
> 无心而随物化。（《应帝王注》）
> 无心玄应，唯感是从。（《逍遥游注》）
> 常无其心而付之自然。（《在宥注》）

何谓无心？道家说：

> 无心者，属元神。

何谓元神？

> 有为而为者，识神也，无为而为者，元神也。识神用事，元神退听，元神做主，识神悉化为元神。

原来元神就是无为；识神者，有为之心也；无心乃是无有为之心。

道家所谓的心、知、智、学都是识神的范畴，虚其心、实其腹是退识神的功夫，老子是想把你带到能以元神做主，欲一则一、欲万则万的圣人境界，何阴谋之有！这倒应了《道德经》：

> 上士闻道，勤而行之；中士闻道，若存若亡；下士闻道，大笑之。不笑，不足以为道。

因此治病也是这样，"为无为，则无不治"。元气无为，万物将自化，疾病自除。

第八节 兵者不祥之器

《道德经》第三十一章说：

> 兵者不祥之器，非君子之器，不得已而用之，恬淡为上。胜而不美，而美之者，是乐杀人。夫乐杀人者，则不可得志于天下矣。

译释：兵器是不祥之器，不是君子所用之物，万不得已才会使用它，君子以恬淡为上。用兵打仗胜利了，不要以之为美，如果自以为是好事，那就是喜欢杀人。凡是喜欢杀人的人，就不可能得志于天下。

中医的治则治法大体可分为扶正和祛邪，扶正或补气或养血，或温阳或养阴。祛邪大多以攻伐之药，《黄帝内经》认为大凡攻伐，尤需谨慎。《素问·五常政大论》说：

> 大毒治病，十去其六；常毒治病，十去其七；小毒治病，十去其八；

无毒治病，十去其九；谷肉果菜，食养尽之。无使过之，伤其正也。

古代，毒有时候泛指药，如《素问·移精变气论》说：

毒药治其内，针石治其外。

《周礼·天官》说：

医师掌医之政令，聚毒药以共医事。

这里毒就是药物的泛称。老百姓说"是药三分毒"，因为凡是药都有偏性。古书中的"毒"字还有厚重、浓烈之义，也就是偏性重的意思，如马王堆帛书《十问》有所谓"毒韭"，"毒"字指的是韭菜气味很浓。大毒治病，是指偏性最大的药物，当然偏性大到一定程度就成为今天我们认识到的有毒的药物，用这种大毒治病，治到六分就可以了；偏性中等的药物，用其治病治到七分就可以停药了；偏性小的药物，用其治病治到八分就可以不用了；而无毒治病治到九分就可以了；而以谷肉果菜之食疗，则可以尽之，食疗不但要贯穿治疗的全程，而且还要尽之，即以之善后。那用药物为什么不治到十分、不用到病被彻底治好呢？因为药都有偏性，有偏性就不免伤正气，偏性越大伤正的程度就越大，所以《黄帝内经》说：

伤其正也。

用药如用兵，《黄帝内经》说：

无使过之。

《道德经》说：

> 兵者，不祥之器，非君子之器，不得已而用之，恬淡为上。

兵者，攻伐之用，与治疗疾病的攻伐之治法相类，攻伐之法，不祥之器，不得已而用之。《道德经》说：

> 师之所处，荆棘生焉。大军之后，必有凶年。

这就是"伤其正也"。

我们看看张仲景如何用攻伐之药，比如承气汤类，仲景根据病情出了三个承气汤，算上桃核承气汤是四个承气汤，以三个承气汤为例，大承气汤、小承气汤、调胃承气汤根据作用力量和强度的不同，依此相当于大毒、常毒、小毒。对于相当于大毒的大承气汤，张仲景在《伤寒论》中反复叮咛，用之一定要慎之又慎，即使是必须要用攻下的患者，也要"过经乃可下之，下之若早，语言必乱"，用大承气汤千万不可用之过早，必是胃中有燥屎者方可下之。张仲景强调如果大便只是开始硬，后面又溏，不可用大承气汤。如果医生判断有困难，张仲景还有试药法：

> 若不大便六七日，恐有燥屎，欲知之法，少与小承气汤，汤入腹中，转矢气者，此有燥屎，乃可攻之；若不转矢气者，此但初头硬，后必溏，不可攻之，攻之，必胀满不能食也。欲饮水者，与水则哕。其后发热者，必大便复硬而少也，以小承气汤和之。不转矢气者，慎不可攻也。

如果患者不大便已经六七天了，可能有燥屎，但又不肯定，怎么办呢？

> 阳明病，谵语发潮热，脉滑而疾者，小承气汤主之。因与承气汤一

升，腹中转矢气者，更服一升；若不转矢气，勿更与之。明日不大便，脉反微涩者，里虚也，为难治，不可更与承气汤也。

而且时时提示中病即止，即使是小承气汤，"若不转矢气，勿更与之""若一服谵语止者，更莫复服"。因为仲景明白《道德经》中"善者，果而已，不敢以取强"的道理。

《道德经》第三十章说：

> 以道佐人主者，不以兵强天下，其事好还。师之所处，荆棘生焉；大军之后，必有凶年。善者果而已，不敢以取强。果而勿矜，果而勿伐，果而勿骄，果而不得已，果而勿强。

译释：用道辅佐君主的，不以兵强天下，因为兵是不祥之器，用兵一定会有还报的副作用。所以说，军队所到之处，一片荆棘荒芜，战争过后，必是凶年。善于用兵的人，"事济功成则止（司马光语）"。"善者果而已"，果而已，达到效果，适可而止就可以了，达到效果就应该停止，因为用兵是不得已而为之，若已经事济功成，就不要矜夸，不祥之器，有什么好夸耀的，不要进而攻伐，不要傲慢，即使取得了效果，也是不得已而为之，切不可以之为强。

这个道理在医学上对于危重病人的治疗尤其重要，湖南省一位医师曾谈到这样一个病例：

> 曾治一晚期肝癌，出现腹水，黄疸等症，初投五皮饮、茵陈五苓散等不应，家属颇为焦急，病人之子系余老友，效不应手，自觉惭愧，遂改拟峻下逐水饮之舟车丸法，三剂后，水泻日行七八次，患者腹部略有宽松感，颇有谢忱之意。但再诊时察其形神憔悴，面色黑无华，皮肤松

弛，全无弹性，此水泻过度有脱水状。施拟健脾扶胃气法，惜乎为时已晚，正气已伤，神气已去，不几日而去。因思治病之全过程，患者虽罹绝证，但求生之望寄托于医工，医工未能审慎，药过病所，以致回天乏术。教训殊为深刻，令终生难忘。

作为医生，尤其是上医，必是"以道佐人主者，不以兵强天下"。要以道佐人主，在医学里，患者是人主。治病用药，用攻伐之药如用兵，大毒治病，不得已而用之，虽胜而不美，最终要以"恬淡为上"，《黄帝内经》的思想和《道德经》的思想是一致的。

同时，这个病例也提示我们眼睛里不要只有疾病、只有病邪，比病邪和疾病更重要的是人体正气或者元气的多少、状态，正邪双方的强弱比例和关系，这是一个医生时时要考虑的。例如下面这个医案：

> 宋元名医罗知悌治疗一位病僧，这个僧人面黄肌瘦、倦怠无力。罗知悌诊其病因，知道这位僧人是四川人，出家时母亲健在，他在浙江一带游历七年，忽然有一天非常思念母亲，想回家看望母亲，但没有钱，于是早晚哭泣不止，最终病倒了。罗知悌让这个僧人在他的隔壁住下来，每日以牛肉、猪肚等煮烂给他吃，且常常安慰他。又对这个僧人说："我给你十锭银子作为路费，我不望回报，只是想救你一命。"逐渐地，罗知悌观察这个僧人的体力有所好转了，于是与桃仁承气汤，一日三帖，攻下之，直到患者排出血块痰积方才止住，第二天只是用熟菜稀粥给他吃。又过了半个月，这个僧人好了，恢复如初。又过了半个多月，罗知悌给他十锭银子让他回家了。朱丹溪看到这个病例大悟，明白攻击之法一定要病人形体充实、禀赋壮实才可以用。否则邪气去而正气伤，小病必重，重病必死。

罗知悌是宋末元初医学家。字子敬，号太无。钱塘（今浙江杭州），是金元四大名医朱丹溪的授业老师，朱丹溪跟从罗知悌学习，悟到了上述道理，所以朱丹溪在其著作《格致余论》中说道：

> 凡言治国者，多借医为喻。仁哉斯言也！真气，民也。病邪，贼盗也。或有盗贼，势须剪除而后已。良相良将，必先审度兵食之虚实，与时势之可否，然后动。动涉轻妄，则吾民先困于盗，次困于兵，民困而国弱矣。行险侥幸，小人所为。万象森罗，果报昭显。

译释：凡是治理国家的人，常常用医学之道比喻治国之理。仁哉斯言也！人体的真气就像国家的人民，病邪就像盗贼。如果有盗贼，一定会铲除他们。而良相良将，一定会审视士兵和国家粮食充足与否，以及时势如何，然后才会行动。如果轻举妄动，则国家的人民就会先被盗贼所困，然后被军队所困，人民困乏则国家弱，如果怀有侥幸之心冒险行动，这是小人所为。万象森罗，一定会有果报的。

《道德经》提示我们治病不要过用攻伐，如果更深一步，难道所有疾病一定都是不好的吗？《道德经》第二十七章说：

> 是以圣人常善救人，故无弃人；常善救物，故无弃物。是谓袭明。故善人者不善人之师；不善人者善人之资。不贵其师，不爱其资，虽智大迷。是谓要妙。

译释：圣人常常善于救人，所以对于圣人而言没有废弃无用的人；圣人常常善于救物，所以对于圣人而言没有废弃无用的物；这就叫作袭明。所以善人是不善人的老师，不善人是善人的资粮。不以师为贵，不爱护资粮，虽有点智巧也是糊涂迷乱的。这是微妙的要诀。

用药如用兵，打败敌人，有三种方法，一是杀死敌人，一是赶走敌人，再有一个就是收编敌人变成我军的军队，显然最后一种是最好的。对于疾病也是如此，我们知道疾病一部分是外邪所致，另一部分是内邪，内邪常常是人体内的气血津液出现在了不应该出现的地方，这样就会造成体内一部分地方气血津液有余而成为内邪，例如中医说"气有余便是火"，但人体另外的地方可能还气血津液还不足，因此上医就像治理国家一样，将有余之气血安置到它应该在的位置，这就是不战而胜的道理，无为而无不为的元气也是如此，元气"常善救人，故无弃人；常善救物，故无弃物"。不善人者的所谓邪气反而成了可以利用的人体之资。

第九节　上医与上士

　　《道德经》第十五章说：

　　　　古之善为士者，微妙玄通，深不可识。夫惟不可识，故强为之容。豫兮若冬涉川，犹兮若畏四邻，俨兮其若客，涣兮若冰之将释，敦兮其若朴，旷兮其若谷，浑兮其若浊。

　　真正的上医就像"古之善为士者，微妙玄通，深不可识。"若勉强形容之，真正的上医治病从来不敢轻举妄动，豫兮若冬涉川；犹兮若畏四邻；俨兮其若客。他们常常小心谨慎就像冬天过冰川，好像怕惊扰了四邻，常怀尊重敬畏之心就像客人；其行为自然无滞，如冰之焕然而释，其品行如天然的木头敦厚朴实，其心灵如山谷般宽广空旷，其精神好像浑浊之水混沌而没有分别，这是上医的境界。《道德经》第二十二章说：

　　　　不自见，故明；不自是，故彰；不自伐，故有功；不自矜，故长。

夫唯不争，故天下莫能与之争。

但对于《道德经》的道理并不是人人可以知晓明白的，也不是人人可以理解。《道德经》说：

> 太上，不知有之；其次，亲而誉之；其次，畏之；其次，侮之。信不足焉，有不信焉。

太上，象征最高境界的人，不知还有另外一个道存在，因为他本身就在道中；其次，境界稍低的人，对于道亲近赞誉；再次的境界对于道敬畏之；最后，下士，不懂道之理，就会侮辱道之理、道之德。所以《道德经》说：

> 上士闻道，勤而行之；中士闻道，若存若亡；下士闻道，大笑之。不笑，不足以为道。

第二章 《周易》与中医

先秦时期，孔子将《周易》列为六经之一；汉代，作为儒学的经典，《周易》被奉为六经之首；魏晋时期，《周易》被定为十三经之首，从而成为中国经学的经典之首；宋元时期，《周易》被奉为理学之经典；明清时期，《四库全书》将其列入诸经之首，可以说《周易》一直站在了中国传统的文化源头。清朝乾隆钦定编纂的《四库全书总目提要》盛赞其为：

> 《易》道广大，无所不包，旁及天文、地理、乐律、兵法、韵学、算术；以逮方外之炉火，皆可援《易》以为说。

中医也在其中。在中医历史中，自古就有"医易相通"之说，但"医易相通"

通在哪？明代张介宾曾说：

> 宾尝闻之孙真人曰："不知易不足以言太医。"每窃疑焉，以为《易》之为书，在开物成务，知来藏往，而医之为道，则调元赞化，起死回生。其义似殊，其用似异。且以医有《内经》，何藉于《易》舍近求远，奚必其然？而今也年逾不惑，茅塞稍开，学到知羞，方克渐悟。乃知天地之道，以阴阳二气而造化万物；人生之理，以阴阳二气而长养百骸。易者，易也，具阴阳动静之妙；医者，意也，合阴阳消长之机。虽阴阳已备于《内经》，而变化莫大于《周易》。故曰天人一理者，一此阴阳也；医易通源者，同此变化也。岂非医易相通，理无二致，可以医而不知易乎？（明·张介宾《类经附翼·医易义》）

《易传》说：

> 一阴一阳之谓道。

《庄子》说：

> 易以道阴阳。

《素问·阴阳应象论》也说：

> 阴阳者，天地之道也，万物之纲纪，变化之父母，生杀之本始，神明之府也。

《黄帝内经》还继承了《周易》的象数思想，如《素问·金匮真言论》说：

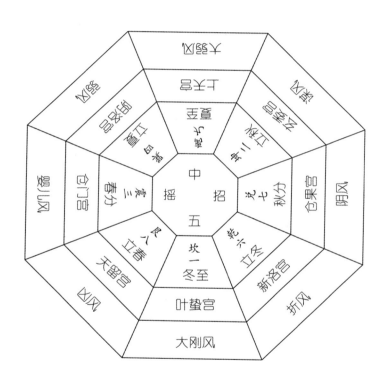

东方青色，入通于肝，开窍于目，藏精于肝，其病发惊骇，其味酸，其类草木，其畜鸡，其谷麦，其应四时，上为岁星，是以春气在头也，其音角，其数八，是以知病之在筋也，其臭臊。

《周易·说卦》说：

巽为木，为风，为长女，为绳直，为工，为白，为长，为高，为进退，为不果，为臭。

再如《灵枢·九宫八风篇》的记述（见图八）：

太一常以冬至之日，居叶蛰之宫四十六日，明日居天留四十六日，明日居仓门四十六日，明日居阴洛四十五日，明日居天宫四十六日，明日居玄委四十六日，明日居仓果四十六日，明日居新洛四十五日，明日复居叶蛰之宫，日冬至矣。太一日游，以冬至之日，居叶蛰之宫，数所在，日从一处，至九日，复返于一，常如是无已，终而复始。

"太一"以冬至之日，居叶蛰（坎）宫，然后依次是立春居天留（艮）宫、春分居仓门（震）宫、立夏居阴洛（巽）宫、夏至居上天（离）宫、立秋居玄委（坤）宫、秋分居仓果（兑）宫、立冬居新洛（乾）宫，每居一宫均为四十六日。九宫（中宫为招摇，不用）与八方、八卦、八风、九数（中数为五）相配。

九宫八风中九数的排列就是宋阮逸、朱熹、蔡元定所谓的"洛书"。在《周易·说卦传》中，已有八卦配八方的记载（见图九）：

帝出乎震，齐乎巽，相见乎离，致役乎坤，说言乎兑，战乎乾，劳乎坎，成言乎艮。

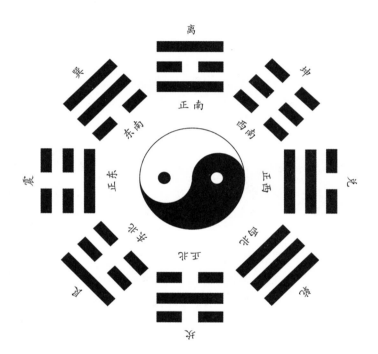

即震东、巽东南、离南、坤西南、兑西、乾西北、坎北、艮东北，这就是北宋邵雍所谓的"后天文王八卦"。由此可见，《灵枢·九宫八风篇》关于八卦九宫的位序是受《周易·说卦传》的影响。而五运六气学说中采用的生成数和九宫数也多来源于河图数和洛书数。所以明代名医孙一奎说：

> 深于《易》者，必善于医，精于医者，必由通于《易》。

本章则从易道谈起。

第一节　圆运动与五行、八卦

《周易》中虽没有直接谈到五行，但五行之理亦在其中。但为什么我们要先谈五行呢？因为五行理论就像阴阳理论一样是中医的基石，然而对五行本质的不正确认识，导致了一直以来有人质疑它的价值。而对五行的正确认识正是来源于《周易》。后世学者对五行的质疑其实也是无可厚非的，因为主流中医对五行的认识都是偏颇的，外人质疑也是可以理解的。对五行的认识中最常见的错误认识就是将五行当成五种物质，若真这么认识那就出笑话了。因为中国古代文化认为，万事万物都包含五行，五行若是五种物质，那怎么可能万事万物都是这五种物质构成的。一些力挺中医的人士说这是朴素的唯物主义，认为五行就像古希腊的四元素说。四元素说是古希腊关于世界的物质组成的学说，这四种元素是土、气、水、火，五行是五种元素，认识更全面。殊不知四元素说既然已经过时，五行这种五元素学说又有多少存在的价值呢？最多也就是说五行学说同四元素学说一样承认了世界的物质性，仅此而已。当然力挺中医的学者继续挖掘，认为五元素说比四元素说高明，因为它有生克制化，进一步有人说它是个系统论等。但无论如何，说万事万物都含着五种物质，这个基本前提如果都有问题，其他的也就别提了。而且恰恰是当你把五行当形成五种物质的时候，其生克制化也难以自圆其说，比如土克水，为什么土克水？难道水不能克土吗？水克火，为什么水克火？火难道不能克水吗？这些疑问如何解释？因此说五行是五种物质，漏洞百出。这种对五行本质的误读恰恰是对五行理论的伤害，授人以口实。

其实，如果你深入理解中国传统文化你就会知道，这是古人说话表达意思的一种方式，而这正是《周易》中最主要的思维方法和表达方式。《易·系辞》说：

> 子曰：书不尽言，言不尽意。然则圣人之意，其不可见乎？子曰：圣人立象以尽意。

五行其实是圣人所立的象，五行所说的五种物质是五个象，对于古人来讲这五种物质只是个比喻，只是个工具，而古人是要借助这五种象表达意的，那么五行要表达的是什么意呢？五行为什么叫五行不叫五物？很简单，传达的就是"行"的意。何为行？《说文解字》：

> 行，人之步趋也。从彳，从亍。凡行之属皆从行。

又《说文》说：

> 行，道也。

因此行，就是所行之道，或者道上之行。那么所行何道？何道之行呢？同样，不深入理解中国传统文化也会迷惑。

其实，《黄帝内经》早已点明，《素问·天元纪大论篇》说：

> 木火土金水，地之阴阳也，生长化收藏下应之。

如果还不明白，我们再看周敦颐的《太极图说》：

> 阳变阴合，而生水火木金土。五气顺布，四时行焉。五行一阴
> 阳也。

五行一阴阳也，五行就是阴阳之气的变化，是阳变阴合的结果，阳变阴合表现为阴阳之气的生长化收藏的时候就是五行了，这才是五行的本义，这才是五行这五种象背后的圣人之意。木火土金水只是五种象，五种比喻和象征。木象征阳气的初生，火象征阳气成长盛大，土象征阳气的转化，是阳气盛极而阴的变化，金象征着阳气的收敛，水象征阳气的归藏。阳气的生长化收藏说清楚了，阴与之相对，其生长化收藏也就说清楚了。所以五行是以金木水火土五种物质为象，意图是用它们比喻或象征阴阳之气的生长化收藏的五种状态。这就好理解了，为什么万事万物都有五行，因为万事万物都有生有灭，都有一个从生到灭的过程，如果把这一过程分成五个阶段就是一个生长壮老已或生长化收藏的过程。这个生长化收藏的过程也是阴阳之气的升降出入的过程，《素问·六微旨大论》说：

> 出入废则神机化灭，升降息则气立孤危。故非出入，则无以生长壮
> 老已；非升降，则无以生长化收藏。是以升降出入，无器不有。

无器不有，即说万事万物无不有五行，无不有气的升降出入、生长化收藏，这就是五行之行。何物之行？阴阳之气所运行而已。所行何道？气的升降出入、生长化收藏运行之道而已。所以说五行是阴阳之气的升降出入、生长化收藏，是阴阳的变化的五种状态而已，这五种状态周而复始就形成了圆运动。（见图十）

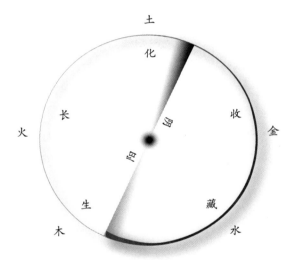

再说八卦，八卦也是阴阳之气的变化，也是圆运动，《说卦传》曰：

> 帝出乎震，齐乎巽，相见乎离，致役乎坤，说言乎兑，战乎乾，劳乎坎，成言乎艮。万物出乎震，震东方也。齐乎巽，巽东南也；齐也者，言万物之絜齐也。离也者，明也，万物皆相见，南方之卦也，圣人南面而听天下，向明而治，盖取诸此也。坤也者，地也，万物皆致养焉，故曰：致役乎坤。兑，正秋也，万物之所说也，故曰：说言乎兑。战乎乾，乾西北之卦也，言阴阳相薄也。坎者水也，正北方之卦也，劳卦也，万物之所归也，故曰：劳乎坎。艮，东北之卦也。万物之所成终而成始也，故曰：成言乎艮。

译释：帝出乎震，震卦位东方，帝有尊位之意，象征阳气。震为一阳出于二阴之下，象征阳气萌动，欣欣向荣，为万物生机的肇始。齐于巽，巽卦位东南方，齐为整齐之义。巽卦二阳一阴，为阳渐长之意，巽为风，风能助长万物，象征万物齐头并进之势，气化而言为阳渐长。相见乎离，离卦位南方，离为火，为明，明则易相见，万物繁荣而光明，气化而言为阳之盛。致役乎坤，坤卦位西南方，坤象地，役，使也，万物赖以生长，所以说"万物皆致养焉"。说言乎兑，兑卦位西方，兑为泽，为悦，泽水滋养，万物和悦，气化而言为阴始。战乎乾，乾卦位西北，西北为戌亥之地，是阴阳交争之地，阳气正由盛而衰，阴则由剥落而复苏，阴阳气化而言为阴渐长。劳乎坎，坎卦位北方，坎为水，为劳，疲劳则息，水主收藏，故云"万物之所归也"，气化而言为阳气收藏。 成言乎艮，艮卦位东北方，艮为山，为止，就干支而言，艮居丑寅，指一岁之终了，同时也是新的一年的开始，所以对应节气为立春，象征由始而终，周而复始之义。

由此可见后天八卦说的就是阳气之出、齐、见、役、悦、战、劳、成，然后周而复始的过程，这个过程也是一个圆运动，也是阳气的升降出入、生长化收藏的过程，只不过五行是将阳气圆运动分为生长化收藏五个阶段，而八卦分为了八个阶段，而其理一也，说的都是阴阳之气的运行变化。（见图十一）

但问题是那为什么偏偏是五和八呢？其实五是三所变，四是把阴阳再分阴阳，就分为了太少阴阳，也就是将阳再分阴阳，即太阳、少阳；将阴再分阴阳，就是太阴、少阴，这就是四象，而四象之中（中央），也就是原来阴阳之中（中央），也就是三的位置就变成了五。而八呢？其实八是五所变，八就是五，这话听起来有点无厘头，但实际如此。这要从五行土的三个位置说起。

《黄帝内经》描述的土有三个位置。一是脾主长夏，《素问·脏气法时论》云：

> 肝主春，心主夏，脾主长夏，肺主秋，肾主冬。

若春夏是阳，秋冬是阴，则脾就在阴阳之中（中央）。二是脾在四脏之中（中间中央），《素问·玉机真藏论》云：

> 脾脉者，土也。孤藏，以灌四傍者也。

清·吴达在《医学求是》中说：

> 土位于中，而火上、水下、左木、右金。

强调脾在上下左右之中央。三是脾土寄旺于四季之末。《素问·太阴阳明论》中说：

> 脾者，土也，治中央，常以四时长四藏，各十八日寄治，不得独主于时也。

图 十 一

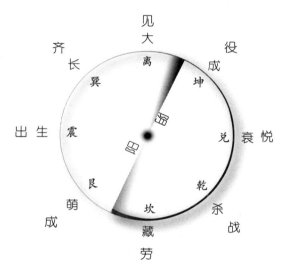

是说脾土寄旺于四季之末的各十八日。

　　说脾的这三个位置，并不是像有的学者认为的那样，是因为关于脾的位置有三种不同的学说，其实这三个说法是一回事，只不过是从不同的角度说而已。土在中央，以灌四傍，形成东南西北中的格局，这是强调土执中央以运四旁的作用。如果将之简化，东南属阳，西北属阴，土则在阴阳之中，这是强调土在"生长化收藏"中居中"化"的作用。如果将土运四旁的作用以具体的位置来表达，就成了脾土寄旺于四季之末的格局，四季之末是四季从一个季节向另一个季节转化的时间，也表达的是化的作用。如果春夏秋冬四季对应的位置是东南西北，那么四季之末就相当于东南、东北、西南、西北四个角，前者是四正，后者称四隅，四正对应的节气是春分、秋分、夏至、冬至，四隅对应的是立春、立夏、立秋、立冬。这四隅和四正加在一起排列起来不就是八卦吗！原来八卦是五行的另外一种表达方式而已，在这里竟然是五等于八了。（见图十二）清代易学家江永在其著作《河洛精蕴》中谈到后天八卦时进一步阐释说：

　　　　土惟一者，五行五方之理，以中央统四方也；土有二者，八卦水火一而木金土各二之理，《坤》《艮》居《洛书》二、八之位，纲维乎诸方也；土有四者，十二支有四季之理，四方皆有土也，《坤》《艮》与《乾》《巽》为四维，《艮》中有丑，《坤》中有未，则《乾》中有戌，《巽》中有辰，金木中之土，亦隐藏于其间矣。

　　《坤》在后天八卦中居西南，《艮》居东北，《坤》五行为土，《艮》亦属土，《乾》虽然属金，《巽》虽然属木，但在十二地支中分别居戌位和辰位，戌位和辰位和《艮》所居的丑位、《坤》所居的未位都属土，所以在西北的《乾》和在东南的《巽》和西南之《坤》、东北之《艮》均属土。

　　其实，把五行放在东西南北四方的话，土在四方之中，如果把五行的生长化收藏看作阴阳之气升降出入的圆运动的话，土就是圆心。那么为什么古人

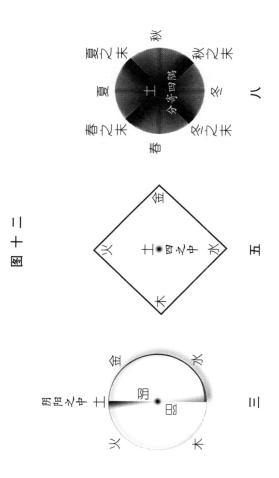

图 十 二

这么重视圆运动呢？这就要谈到奉天时了。

第二节 后天而奉天时

我们都知道有一个先天和后天的概念，那么先天、后天这两个概念是从哪来的呢？这两个概念是从《周易》的《易传》中来的，《易传·乾·文言》说：

> 先天而天弗违，后天而奉天时。

先天，顾名思义是在天地产生之前，后天，是在天地产生之后。我们这里先谈后天，然后再谈先天。

"后天而奉天时"是说后天之气要奉天时。何为天时？天时就是日、月、星辰运动，而这种运动是周而复始的，反映到地球就是昼夜反复、四季轮转，这种循环轮转、周而复始运动如同圆运动一般，以此象征着气的生长化收藏循环变化。故《吕氏春秋·季春纪·圜道》云：

> 日夜一周，圜道也。月躔二十八宿，轸与角属，圜道也。精行四时，一上一下，各与遇，圜道也。物动则萌，萌而生，生而长，长而大，大而成，成乃衰，衰乃杀，杀乃藏，圜道也。

天时，圜道也。圜道的本质就是物动而萌、萌而生、生而长、长而大、大而成、成乃衰、衰乃杀、杀乃藏循环往复。如前所述，《易传·说卦》中对后天八卦的描述也是这样的（见图十一）。《易传》说：

> 周流六虚。

周流者，圆运动也。后世对这一思想最明确地表示就是太极图，也是圆运动这一思想的体现。

圆运动是后天之气的运动形式，人体的五脏六腑的气机运化也对应着后天之气的生长化收藏形成圆运动。肝与胆对应生之气，是圆运动的起点，对应春天，也是一年之起始，五行属木；心与小肠对应长之气，是圆运动的最高点，对应夏天，五行属火；肺与大肠对应收之气，是圆运动中开始下降的起点，对应秋天，五行属金；肾与膀胱对应藏之气，是圆运动的终点，对应冬天，五行属水；脾胃对应化之气，五行属土。人体之气的生长化收藏循环往复、生生不息，这就是后天而奉天时，后世医家无不从此立法。

如果问人体后天之气圆运动的圆心是什么呢？自然大家都认为这个圆心非脾胃莫属。人体中五脏六腑、十二经络都是一个圆运动，空间上可以分解为升降浮沉、出入开合，时间上可以分解为生长化收藏。而这个圆运动的圆心，后世医家无不认为脾胃是圆运动的圆心、是后天之本，无论是黄元御还是彭子益，还是重视脾胃的脾胃学派都如此。

这种观点是有依据的。首先，如前所述脾胃五行属土，土居五行之中央，所以《素问·太阴阳明论》说：

> 岐伯曰：脾者土也，治中央。常以四时长四脏，各十八日寄治，不得独主于时也。脾脏者，常着胃土之精也。土者，生万物而法天地，故上下至头足，不得主时也。

其次，人身五脏六腑离不开水谷之气，而水谷之气是脾胃所化生。所以中医认为有胃气则生，无胃气则死，《素问·平人气象论篇》说：

> 平人之常气禀于胃，胃者平人之常气也，人无胃气曰逆，逆者死。

中医向来重视脾胃中气，黄元御说：

中气旺则升降善运…所以无病，中气衰则升降窒。

所以脾胃被后世医家称为后天之本，但这不是《黄帝内经》的说法。脾胃执中央以运四旁，四旁升降出入为圆，中央则为圆心。这个中央与圆相合即是圆与圆心的关系。彭子益在《圆运动的古中医学》中称之为轴心和轮子的关系：

人身中气如轴，四维如轮，轴运轮行，轮运轴灵。

脾胃相对于其他脏腑来讲是圆心，但如果我们进一步分析的话，其实脾和胃也是一个圆，脾属阴，胃属阳，脾主升，胃主降，脾主升清，胃主收纳，一阴一阳，一升一降，形成一个圆，脾胃是大圆中的小圆，是在大圆圆心处的小圆，那么这个小圆的圆心又是什么呢？当然这个小圆的圆心也是大圆的圆心，换句话说，这个脾胃小圆的圆心才是整个大圆的终极圆心。那么这个终极圆心是什么呢？这个问题值得思考。

而要理解这个问题。先要理解这个圆心有什么用？脾胃是否能担得起这个圆心？诚然，脾胃位居五脏六腑之中，故五行属土。脾胃是水谷精微化生之源，有了水谷精微，脏腑才能有营养来源，符合土生万物、土养万物之意，也符合"中"的作用，但这只是其一。脾胃作为脏腑之中（中央）是对的，但脾胃作为人体整体的气血阴阳之中心就有所欠缺了。脾胃虽然供应水谷精微，但只是为提供人体营养物质作为原材料，完成脾胃作为"中"的一部分作用，但作为化生脏腑气血、化生经络营卫之气这样的根本作用，显然单单脾胃是不能完成的，更谈不上单单依靠脾胃的功就能返本归元了。再者，脾胃和其他脏腑一样，也是被化生的脏腑，它也要有本源，单靠其他四脏是无法真正化生出脾胃的。所以脾胃作为"中"，作为脏腑之圆的圆心，只是在一个相对浅的层面上，何况脾升胃降，脾胃本身也是一个小圆，它也要有圆心，因此脾胃不是终极圆心。能担得起化生人体之万物，又能使人体之万物

图 十 三

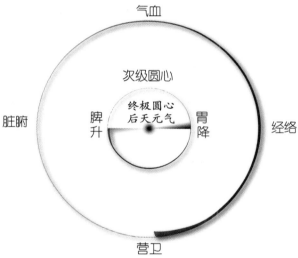

返本归元生生不息的只有元气，当然这里的元气应当是后天元气，只有元气才能担此任，所以后天元气才是人体后天之气圆运动的终极圆心。

我们将人体脏腑经络、营卫气血比喻为人体这个小天地的万物，人体的万物又都可以归为阴阳二气，人体的阴阳二气冲气以为和，"和"因之生、"中"因之成、"圆心"因之现，也就形成人体的后天元气。这个后天元气就是人体气化圆运动的终极圆心，它不但运化人体之万物，还是人体后天返先天的必经之路。（后文详述）因此，脾胃是圆心，但还不是人体的终极圆心，这个终极圆心是后天元气。（见图十三）

第三节 先天元气

前面谈到了后天元气，那么什么是先天元气呢？《易传·乾·文言》说：

> 夫大人者，与天地合其德，与日月合其明，与四时合其序，与鬼神合其吉凶，先天而天弗违，后天而奉天时。天且弗违，而况于人乎，况于鬼神乎？

先天，谓之在天地之先、在天地之前，所以天也不能违背它，天地也要遵循它。那么何为先天之气呢？《太平御览》引《三五历纪》说：

> 未有天地之时，混沌状如鸡子，溟涬始牙，濛鸿滋萌，岁在摄提，元气肇始。

其实这个问题在《道德经》中就已经说清楚了，《道德经》说：

> 道生一，一生二，二生三，三生万物。

二是阴阳，最大的阴阳就是天和地，因此二也代表了天地，有了天地才有万物，那么天地之先，也就是二之先，自然就是道和一了。道是无，连气都没有，所以道不是先天元气，先天元气只能是一，所以东晋葛洪的《枕中书》称：

> 昔二仪未分，溟涬鸿蒙，未有成形。天地日月未具，状如鸡子，混沌玄黄。已有盘古真人，天地之精，自号元始天王，游乎其中。

二仪就是阴阳、天地。天地、日月未具时，即是先天，此时是混沌，混沌乃天地万物之肇始，所以比喻为元始天王，又称元始天尊。元始，《历代神仙通鉴》说：

> 元者，本也。始者，初也，先天之气也。

元始之气即是混元之气，就是先天元气，即是《道德经》里的"一"。

那么何为人体的先天元气呢？《灵枢·刺节真邪》说：

> 真气者，所受于天，与谷气并而充身者也。

李东垣在《脾胃论》中说：

> 真气又名元气，乃先身生之精气也，非胃气不能滋之。

人身是一小天地，"先身生"即是先于人体的天地而生，因此"先身生之精气"就是人体的先天之气，它"所受于天"。黄元御说：

> 人之初生，先结祖气，两仪不分，四象未兆，混沌莫名，是曰先天。

《绎史》引《五运历年纪》说：

> 天气蒙鸿，萌芽兹始，遂分天地，肇立乾坤，启阴感阳，分布元
> 气，乃孕中和，是为人。

人身的先天之气，启阴感阳，分布元气，化生五脏六腑营卫气血，由此人体的万物生，后天水谷之气得以充养人体。

人体的先天元气是有定数的，徐大椿在《元气存亡论》中说：

> 当其受生之时，已有定分焉。所谓定分者，元气也。视之不见，求
> 之不得，附于气血之内，宰乎气血之先。其成形之时，已有定数。

随着人体的成长而至衰老，先天元气会越来越少，直至枯竭，最后人体死亡。先天元气虽然会越来越少，但人体会用后天之气补充先天元气减少的部分。如果把先天元气比喻为一个能量块，能量指数定为100%的话，当先天元气减少，例如减少了30%的时候，这30%将由后天之气补充，这时候能量块的能量指数依然是100%，身体可以健康不生病，但后天之气和先天元气的品质是不一样的，后天之气毕竟不能真正代替先天元气，就像黄金和纸币可以等值，但毕竟不同。随着人体的衰老，先天元气逐渐减少，人体的能量块的能量也许还是100%，但这里面更多的是后天之气，这时候人体可以无病但会衰老，可以无疾而终，但不会长生不老。如果后天之气不能及时补充损失的先天元气的部分，正气就会不足，就会产生疾病，因此中医同样重视后天之气，因为如果只有先天元气，人体也会死亡，就像人会饿死或者渴死一样。

第四节 两个圆心

关于先天元气和后天元气，彭子益提到了圆和圆心，彭子益称为轮和

轴。彭子益说："由轮而轴，是为先天，由轴而轮，是为后天。"可以看出彭子益认为由圆形成圆心的过程是先天，而由圆心掌控圆运动的过程称为后天。我们知道"先天"在先，"后天"在后，因此彭子益无意中提出了一个先有圆还是先有圆心的问题，就是先有轮还是先有轴的问题。因为先天在先，显然彭子益认为先有轮后有轴，"由轮而轴，是为先天"，也就是先有圆，有了圆然后才有圆心，从圆到圆心的过程是先天，以后再从圆心到圆是后天。但我们知道先天元气无形无为，如果先有了圆运动，也就有了升降浮沉，有了阴阳的出入变化，已经是有形、有为了，显然这已经不是先天了。

那么那个无形无为的先天元气在哪呢？或者回过头来说"先有圆还是先有圆心？"这虽然是个比喻，但却包含了先天和后天的关系。下面我们来试想一下，当我们准备画一个圆的时候，是不是先在心里预设了一个圆心在纸上，否则我们不知道要画的圆应该在纸的哪个位置。这时这个圆心在心里，似乎眼睛已经看到了它的位置，只是它并没有在纸上显现出来而已，它是无形的，这就好像是先天，因为它在有形之前，虽然形是无的，但心里却是有了。邵雍说："先天之学，心法也"，这个圆心就是先天的圆心。有了这个预设的、无形的圆心，才能围绕它画出有形的圆，这个从无形到有形的过程可以比喻为先天生后天。当有形的圆画了出来，就自然又有了一个圆心，而这个圆心也是有形的了，这个圆心再去行使它的功能，这就是后天的圆心，它是有形的圆运动所产生的冲和之气，就是后天元气。先天元气化生后天的圆运动，后天圆运动再化生后天元气，回过头来后天元气再滋养先天元气，因此有两个圆心，他们代表了先天和后天元气，这就是他们之间的关系。

第五节 命门与肾

我们知道肾为先天之本，那么肾在先天元气和后天元气中占有什么样的地位呢？《难经·三十六难》云：

> 脏各有一耳，肾独二者。何也？然，肾两者，非皆肾也，其左者为
> 肾，右者为命门。命门者，诸神精之所舍，原气之所系也。

显然这里有一个广义的肾，它包括了狭义的肾和命门。命门是生命之门，是元
气之所系，《医宗金鉴》云：

> 元气者，太虚之气也，人得之则藏乎肾，为先天之气。

张锡纯说：

> 元气者，先天之气也，夫元气藏于脐下，为先天生命之根底，道家
> 所谓祖气也。

结合《难经》所言，我们知道命门是先天元气的出入之门，是与先天元气
连接之门。

那么还有一个狭义的肾呢？这个狭义的肾就是"其左者为肾"的肾。
《素问·上古天真论》云：

> 肾者主水，受五脏六腑之精而藏之。

五脏六腑运化产生的精华物质，最后都回归到肾而封藏起来，肾就像一个国家
的国库，所以说肾为封藏之本，我们知道五脏六腑之精是由后天产生的。肾是
封藏之本，受五脏六腑之精而藏之，它正是后天圆运动的终点。肾属水，水生
木，木生火，火生土，土生金，金生水，完成一个五行的圆运动，这里肾又是
这个圆运动的起点。广义的肾包括了受五脏六腑之精而藏之的后天之肾，也包
括了原气之所系的命门。

那么为什么联系先天元气的命门和后天狭义之肾都会在广义的肾中呢？

这从圆运动角度来看就一目了然了。先天元气是未画圆准备画圆时的那个无形的圆心，命门正是以这个无形的圆心为出发点正要画圆的起笔处，这个起笔处连接了先天元气（无形圆心），所以是元气之所系，但命门并不是先天元气本身，命门连接先天元气，是先天元气的出入之门。而后天圆运动的起笔处也是命门，一旦起笔，就画成了有形之圆，有形之圆转一圈，这个起笔处就不但是有形之圆的起点，也是有形之圆的终点，而这个有形之圆的终点就是受五脏六腑之精而藏之的狭义之肾了。狭义的肾和命门在空间上重叠到了一点，这就是为什么狭义之肾和命门同在广义的肾中了。这个广义的肾不但包括先天元气和后天之气的连接点，还包括后天圆运动的终点和起点，所以，肾之意义大矣！

（见图十四）

第六节　神机——天根与月窟

　　阴阳之气冲气以为和，产生后天元气，当后天元气受损时，就失去了其无为之性及无为而治的能力。那怎样修复后天元气，让其恢复无为之性呢？后天元气无为无象，是无法人为的直接调节和修复的，要想调节和修复后天元气，只能调节和修复后天圆运动，但修复后天圆运动却不是处处能着手，因为圆运动的调节点是无穷的，在心肝脾肺肾上调升降浮沉，试图在五个部分用药物构建出一个圆来，仍然太有为、太造作，而试图以中焦脾胃替代后天元气也是远远不够的。这里面的关键是要掌握圆运动的“机”，也就是“要”、关键之点。“知其要者，一言而终”，掌握了圆运动的机、要、关键点，让阴阳之气无为而动，才能做到真正的冲气以为和，才能真正地修复后天元气。

　　《灵枢·九针十二原》说：

　　　粗守关，上守机。

图十四

命门与肾

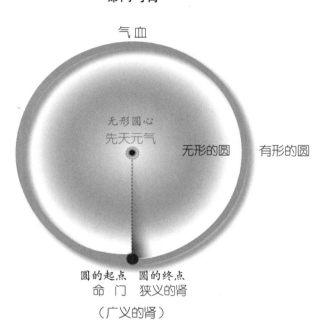

气 血

无形圆心
先天元气

无形的圆　　有形的圆

圆的起点　圆的终点
命　门　狭义的肾
（广义的肾）

这个机很重要，虽然表面上说的是针灸，其实万物之理无不如此，调节圆运动、修复元气的最上乘的方法是从"机"入手。何为"机"？

> 主发谓之机。（《说文解字》）
> 知几（机）其神乎……几者，动之微，吉（凶）之先见者也。君子见机而作，不俟终日。（《易传》）
> 万物皆出于机，皆入于机。（《庄子·至乐》）
> 机者，动静之主。出无，入有；散有，反无，靡不由之也。（宋·林疑独）

万物皆出于机，皆入于机。机者，动静之主。那么这个动静之主的机是什么呢？邵雍称之为"天根"和"月窟"。

何为"天根"和"月窟"？天根、月窟其实源于邵雍的一首诗：

> 耳聪目明男子身，洪钧赋予不为贫。
> 因探月窟方知物，未蹑天根岂识人。
> 乾遇巽时观月窟，地逢雷处见天根。
> 天根月窟闲来往，三十六宫都是春。

"耳聪目明男子身"，男子身，首先说明这首诗说的是人身之事。为什么说男子身？因为男子属阳，阳主动，说明这首诗说的是人身阳气的运动变化。耳聪目明，说的是阳气的运动变化使得人体的五脏六腑生机勃勃，耳聪目明代表了这种状态。"鸿钧赋予不为贫"，鸿钧，就是鸿钧道人，是众仙之祖，也称"鸿元老祖"。鸿元指天地未开、虚空未分之际的宇宙本始状态，故有"先有鸿钧后有天"之说，这里用鸿钧老祖比喻天地未开前的先天元气。前面说男子身是后天，先天生后天，所以说"鸿钧赋予"，先天所生之意。"因探月窟方知物"，月窟，月属阴，窟是空洞也属阴，有些人说它是指女性生殖器官，意思相通，但实际上窟是空洞，是阳气入的地方。"未蹑天根岂识人"，天根，天为阳，根是根本，天根是说阳气之根本，有些人说它是指男性生殖器官意思也相通。知道天根和月窟，才能知物知人，明白世间人与万物之理。那么天根、月窟在什么地方？"乾遇巽时观月窟"，这里又是《周易》的思想，"乾遇巽时"巽下乾上☰，是《周易》里的姤卦。"姤者，遇也"，所以说乾"遇"巽时。姤是十二消息卦之一，表示阳极阴生之处，是一阴初起时，这就是月窟，对应于天时，即是二十四节气的夏至，夏至一阴生。"地逢雷处见天根"，地逢雷处，震为雷，坤为地，震下坤上☷，就是复卦，复有重复、重逢之意，所以说称为地"逢"雷处。复也是十二消息卦之一，表示阴尽阳生，为一阳初动处，这就是天根，对应于天时，即是二十四节气的冬至，冬至一阳生。因此天根、月窟代表阴尽阳生之处和阳尽阴生之处。"天根月窟闲来往"就是阴尽阳生，阳尽阴出，阳消阴长，阴消阳长，来往反复，就是阴阳升降出入的圆运动。"三十六宫都是春"，三十六宫代表一个周天，是一圈，春是春和之气，气在天根月窟之间的往复运动，就是阴阳的升降出入，就是阴阳交合相融，就是阴阳的冲气以为和。（见图十五）

天根和月窟在《周易》所要阐述的天地万物的变化中至关重要，所以称之为"机"（通"几"），所以邵雍《冬至吟》又说：

> 何者谓之几，天根理极微。
> 今年初尽处，明日未来时。
> 此际易得意，其间难下辞。
> 人能知此意，何事不能知。

朱熹撰写邵雍画像的赞文时说：

> 手探月窟
> 足蹑天根

图十五

神机：天根与月窟

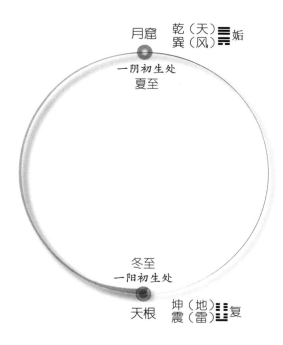

闲中今古
静里乾坤

对于人体也是一样，天根是一阳初动处，是后天圆运动的起点，月窟是一阴初起时，是后天圆运动的中点，这两个点也是后天圆运动的最关键点，阴阳的起始点，也是阴阳之根，阴阳之本，是动静之主，是人体之机，也是归一饮和观复汤的作用点。

第七节　正圆归一

前面我们将人体气血的运动形式比喻为圆运动，那么我们接着可以用这个模式来说明疾病发生的模式。人体气化之圆运动，左升为生发之气，属阳；右降为收藏之气，属阴。人健康的状态，是左升之生发之气与右降之收藏之气相和，完美的相和，圆运动就会形成一个正圆，不偏不倚，中正顺畅，圆心在正中。圆运动不但是正圆，而且是一个气血充沛的正圆，这个正圆不但正，而且足够大，限度多大决定于个人的先天禀赋。反之，在疾病状态，就是非正圆，而且元气不充沛。非正圆，或是生发之气不足或过亢，或是收藏之气不足或过亢；或是生发之气受阻碍，或是收藏之气受阻碍。如果疾病复杂，生长之气与收藏之气皆病，这个圆运动可能是一个畸形的圆，一个奇形怪状的圆。总之这个圆是不正的，圆心也是偏斜的。圆运动不正，阴阳不平；圆心偏斜，元气失衡。如果这个圆断裂了，循环中断，意味着阴阳离绝，即死亡。

因此，治疗的终极目的就是使阴阳完美相和，圆运动形成一个充沛的正圆。

从天根、月窟入手，启动阴阳之机，至于启动后生长之气、收藏之气如何运行，就顺其自然，无为而治了。就像射箭，发箭即是启动机关，一旦机关启动，箭射出去了，就会自然地飞向目标。因此关键是"机"的把握，这个机一个是天根，一个是月窟，一个是一阳初生的点，一个是一阴初生的点，它们是圆运动的升降的起点和终点，是阴阳的启动点，也是关键点。掌握了这两个关键点就掌握了圆运动，掌握了整个圆运动的"机"。

我们知道归一饮、观复汤本身不是针对某个疾病或者某个证型的，它们的终极目的在于恢复阴阳之气冲气以为和的状态。归一饮从天根处启动生发之机，修复生发之气；观复汤从月窟处启动收藏之机，修复收藏之气。如果换成圆运动，归一饮是从左升之起点修复圆运动，观复汤是从右降之起点修复圆运动。这两个点是阴阳之根，阴阳之源，从此出发可以最大限度地发挥阳的无为而治和阴的无为而治，最终达到阴阳相和、元气无为而治的目的。

归一饮、观复汤不只是单纯的修复生长之气和收藏之气，归一饮在修复生长之气的同时，更主要的是令其与收藏之气相和，使元气修复。同样，观复汤在修复收藏之气的同时，更主要的是令其与生长之气相和，使元气修复。所以归一饮、观复汤的关键在于和，修复圆运动的核心在于修复圆心，所以无论是归一饮还是观复汤必以炙甘草为君药，因为它是接引其他药归入圆心之药。归一饮引导阳气从天根点出发，炙甘草时时刻刻都发出信号引导阳气每一步都以圆心为中心，一方面完成圆运动，另一方面则使阳气和阴气完成每一步的冲和，使阴阳相和是其根本目的。所以归一饮、观复汤无论是左旋还是右降，皆直指圆心，这和其他调左升右降的方剂不同，目的是使阴阳和于圆心，使元气得以修复，这才是根本，所以两个方剂中炙甘草一定是君药，用量也是最大的。

圆运动使阴阳相和，变成后天一元之气，这是一个元气自我修复的过程，后天之气无为而化，无为而无不为，则疾病得以消除。如前所述，这是一个通过恢复元气来治病的思路。元气即一，天得一以清；地得一以宁；神得一以灵；谷得一以盈；侯王得一以为天下正；气血得一以为人之正，人既正，病自除。这正是归一饮和观复汤的原理。

这是一种至简的思路，启动神机，归于元气，无为而化。《周易·系辞》注曰：

> 苟识其要，不在博求，一以贯之，不虑而尽矣。

《道德经》曰：

> 少则得，多则惑。

《黄帝内经》亦云：

> 知其要者，一言而终。不知其要，流散无穷。

此得之矣！

第三章　道与术

　　学习中医大概有两种思路，一种是从术入手，一种是从道入手。从术入手者多执着于具体某个病怎么治疗，用什么方和药，无论是经方还是验方，或某味特效中药，或者某种治法，这是从术入手。从道入手者则更多地着眼于看待问题、解决问题的视角和高度、视野和境界，更多的是从思维和思想的高度去找方法。"道"明白了，由"道"经过实践自然会产生术，术就简单了，因此有志于为大医者，当求诸于道，由道而术，方成大医。术是流散无穷的，中医从古至今有几十万个有效方剂，治法派别林立，都各有所长，穷其一生，也不可能都精通。而大道至简，虽然至简，但面对不同的问题，由道自然会产生不同的术，道"直方大"，由道而术"不习而无不利"。

第一节 中药与先天、后天

中药是作用于先天元气还是后天元气呢？要回答这个问题，首先，我们先做个假设，然后应用排除法。我们知道中药中有补气药，先假设真有补气药可以补先天元气，那么如果后天之气保养得好，只要用补气药先天元气就可得到补充，那人就可以长生不老，这显然是不可能的。那么退一步，如果补气药不是补充先天元气而是调动先天元气的话，那先天元气被补气药调动的越多消耗的就越多，理论上人死得越快，有点像吸毒或者兴奋剂，那么中医经过几千年的临床实践不会认识不到这一点，就像服用外丹等丹药，虽然在一段时间也受到推崇，甚至皇帝大臣做表率，但由于多有中毒而亡的，最终还是遭到了抛弃。显然，几千年的中医实践，补气药并没有加速死亡的副作用。再退一步，如果补气药可以调动先天元气的话，那么那些理气药、活血药等中药都会调动先天元气，那么就说明中药虽然可以治病但会减少人的寿命，这对于经过几千年无数人实践检验的医学而言显然也是不存在的。所有中药不管是黄芪还是附子、不管是人参还是红花，这些药物就像食物一样是通过后天脾胃吸收的，就像我们吃的食物如生姜、大枣、山楂，甚至百合、枸杞子等既是药物也是食物，如果中药可以减少人的寿命，那么这些日常食物也会减少人的寿命，这也是没有科学依据的。因此中药不会作用于先天元气，剩下的就是中药只能作用于后天之气上，无论是四逆汤还是理中汤、无论是补中益气汤还是麻黄汤都是以补充、运化、调动、调节后天之气为主的。

那么进一步探讨，中药是会作用于后天脏腑经络之气还是后天元气呢？我们知道所有药物都是有偏性的，后天元气是中和之气，几乎没有药物可以直接作用于后天元气，有偏性的药物都只作用于后天圆运动的某一部分，比如脏腑之气、经络之气，中药或升或降，或阴或阳，或辛散或酸收等，因此中药是作用于后天圆运动上，会通过后天圆运动的变化间接地影响到圆心，即后天元气。

第二节 归一饮与观复汤的应用原则

归一饮和观复汤虽然来源于四逆汤和理中汤，但用意已经完全不一样，所以不是从六经辨证和脏腑辩证的思路来考虑如何应用归一饮和观复汤，而是从元气的角度考虑如何应用。我们知道归一饮和观复汤作用点是天根和月窟，在一阳初动处和一阴初起时，目的是使阴阳冲和，使元气修复。所以归一饮的适用原则是生发之气不足或生发受阻碍，此时皆可用归一饮。观复汤的适用原则是收藏之气不足或收藏受阻碍，此时皆可以用观复汤。如果生发之气不足和收藏之气不足兼而有之的话，则会根据二者的比例及轻重缓急交替应用。

再次强调，归一饮、观复汤并没有针对任何具体的疾病、症状和证型，这两个方子目的不在治病，而在于使元气修复，真正治病的是元气本身。元气得以修复，无为而化，疾病自然得以解除，这就是归一饮和观复汤的思路。

归一饮、观复汤作用于阴阳之机，这是关键，因此临床上我们只需分辨阴阳即可，脏腑、经络、气血、营卫已经尽含其中。"知其要者，一言而终，不知其要，流散无穷"。阴阳是本，阴阳是要，天根和月窟又是要中之要。从元气而医者，"无问其病，以平为期"，眼中无病，尽是阴阳，阴阳归一，元气无为。从元气而医者，眼里关注的是健康而不是疾病，不是疾病去了就健康了，而是健康达到了，疾病就自然祛除了，所谓不治病而病自除。

道理明白了，用法就简单了，但宗扁鹊云：

闻病之阳，论得其阴；闻病之阴，论得其阳。

生发之气不足的，从生发之机启动修复生发之气；收藏之气不足的，从收藏之机启动修复收藏之气。这个启动只是一个信号，归一饮、观复汤只是完成这个信号而已，这个信号不是启动生长之气就让生长之气去治病，或者启动收藏之气就让收藏之气去治病，而是令生长之气与收藏之气相和，圆运动恢复正圆，生长之气和收藏之气相和于圆心，元气得以修复，让元气去治病。归一饮、观复汤也不能直接补充生发之气或收藏之气，更不能直接补充元气。说到底，无论生长之气、收藏之气还是元气，都要令其无为而生、无为而化、无为而治，归一饮、观复汤只是启动了阴阳之机，从而达到从有为到无为的过程。

辨阴阳是辨人体整体圆运动的阴阳，因此八纲、六经、气血营卫都已在其中。但具体在临床上如何分阴阳？仍要四诊合参。但四诊中笔者尤重脉诊，因为临床上脉诊相比望闻问三诊更少受到干扰，客观性更强，准确度也更高，因此笔者临床中常以脉诊来判断人体气机的阴阳变化。如生长之气不足，脉象多会出现沉细、弱、虚、涩等不足之象；生长之气受到抑制的时候，脉象多会出现弦、紧、滑等脉象。收藏之气不足则会出现浮、散、洪、寸脉上鱼际等脉象，收藏之气受抑制多会出现浮滑、浮涩、疾而滑等脉象。临床中要注意看脉的整体，因为我们关注的是人的整体气血变化。对于整体的脉的把握，不但要注重脉的位和形如浮中沉、弦滑涩，更需要注重脉的势。但四诊合参是基础，尤其临床遇到复杂疑难的病例更要四诊合参。

关于加减用方，前面说过，理想中用归一饮、观复汤不必加减。但有时候在不影响整体治疗策略的前提下，略作加减、暂做加减也是可以的。加减有三个目的，一是给元气指引一个治疗的方向，让元气暂时先按照这个方向去治疗，比如说让元气先治疗肺，可能会加麻黄，让元气首先治疗下肢或者腰部，可能会加杜仲或者牛膝。这已经是有为了，但是属不得已而为之。第二个目的是给元气找个工具、找个帮手，让元气解决某个问题更容易。第三个目的是标本兼治。

归一饮、观复汤所加减的药物仅仅是佐使之用，而且这种佐使也仅仅是起到传达信息的作用而已，因此不需要剂量大，更不能加减药味多，否则就喧宾夺主了。

第三节 五个问题

第一个问题是为什么要用附子？

《汤液本草》说：

> 附子入手少阳三焦、命门之剂，浮中沉，无所不至。

因此附子入命门，非一般的温阳药所比。其次附子"为通行十二经纯阳之要药"（《本草正义》）。附子入于命门，又通行十二经。其实通行十二经就代表了通行五脏六腑，我们知道十二经、五脏六腑是后天，而命门是先天连接后天的出入之门，因此附子既连接了后天五脏六腑、十二经之气，也连接了命门，连接了先天后天的出入之门，所以附子这味药目前还难以替代。

附子生用辛热通散，大剂量应用意在祛寒，而附子制用、小量用，意在少火生气，还有引火归元之功，如《本草汇言》云：

> 附子乃命门主药，能入其窟穴而招之，引火归原。

可见相对于生附子，制附子散中有收，散则可以启动阳气，收则可以引火归元。郑钦安认为附子与炙甘草相配是以土伏火，"伏"亦有潜藏、收摄之意。附子是纯阳，炙甘草是至甘之品，以至甘收摄纯阳之品。在归一饮中，甘草收纳制附子连接圆心。

第二个问题是：阳气不足的时候还要用附子，附子调动阳气，会不会使阳气消耗更多？

这个问题问的很有道理。首先，如前所述，药物只能调动后天之气，附子也不例外，附子调动的是储藏于肾的后天之气。我们知道，肾主封藏，肾"受五脏六腑之精而藏之"，是储藏之地，附子调动了储藏的后天之气，因此这时候要平衡为什么要调动储藏的后天之气，值不值得？这就像一个国家的经济，国家经济危机了，市场要崩溃，这时候就必须要拿出国库的储备资金来救市，当然前提是要有储备资金。储备资金达到了救市的效果，市场经济复苏，市场盈利，有多余的资金回来，又充实了国库的储备资金，如此形成了一个良性循环，这就是动用储备的后天之气的价值。反之如果储备资金不足或者没有，就根本无法救市，因此归一饮要修复元气也要有后天之气的储备才行，所以说后天之气的储备也是一味潜藏的药。其实如果附子是调动肾中的后天储备之气的话，其他药物也无不是调动人体的后天之气，比如说黄芪是调动了后天脾肺之气，白术是调动了后天脾气等。

肾中储备的后天之气如果是一味隐藏的药的话，那么还有一味隐藏的药，就是水谷精微之气。后天元气不是单靠五脏六腑的圆运动就能产生的，如果没有脾胃运化的水谷精微作为原材料就不可能有后天元气。脾胃是后天圆运动的最接近终极圆心的圆心，脾胃运化的水谷精微是后天元气的物质基础。因此这一味药就是水谷，所以要有合理健康的饮食。合理健康的饮食才能既不伤害脾胃又能产生水谷精微，过食生冷、嗜辣酗酒都是损害脾胃之气的饮食，不但无益反而有害。所以健康的饮食，充足的水谷精微是保证修复元气的潜藏的二味药，饮食养生也是治疗的一部分。我们知道食补胜于药补，如果真正有补药，就是食补，水谷精微才是真正意义上的补品。

第三个问题是：用归一饮、观复汤皆用偏阳的药，会不会伤阴，阴虚的患者当如何？

人体的阴是什么？首先是饮食，你吃的食物，哪怕是辛辣的食物对于人体来讲都属阴，因为它是有形的，都要用阳气来运化它，人体吸收营养的过程物质就相对于以阳化阴，才能变成人体可以吸收的营养物质。所以外来的、有形的饮食水谷，相对于人体的阳气，都是阴，这是第一个层次的阴。第二个层次的阴，就是脾胃运化完以后的水谷精微，相对于人体的阳气也是阴。水谷精微运化完了输送到五脏六腑，五脏六腑功能都充沛了，富裕出来的物质再回到肾，即五脏六腑之精皆归于肾，再储存起来，称之为精，这是第三层次的阴，为什么叫精，精就是精华，所以也是更深层次的阴。

养阴，睡眠至关重要，按时睡眠是奉天时的首要。我们知道中国古人强调睡子午觉，子时就是夜里十一点到次日凌晨一点，午时就是中午十一点到下午一点，一天的子时和午时对应的就是一年中的冬至和夏至，也就是天根和月窟。子时和午时的睡眠对于养阴至关重要，这两个时间的睡眠是其他时间不能补充和替代的，子时使阳安稳的潜伏于阴，使阴阳交媾冲和，甚至可以阴阳互长；午时最大限度地减少阴地消耗，使阳不过亢，不会亢龙有悔。

有趣的是在2015年欧洲心血管学会年会（ESC 2015）上来自希腊的研究人员Manolis Kallistratos博士指出，午睡可降低血压，减少降压药物的使用。一项前瞻性研究旨在评估午睡对高血压患者血压的影响。研究共纳入386例高血压患者（200例男性，186例女性，平均年龄为61.4岁）。评估所有患者的午睡时间（分钟）、办公室血压、24小时动态血压、脉搏波传导速度、生活习惯、体重指数（BMI）及包括左心房大小的完整的超声心动图。校正如年龄、性别、BMI、吸烟状况、食盐的摄入状况、饮酒、运动及咖啡的饮用状况等其他可影响血压的因素后，研究人员发现，与没有午睡习惯的患者相比，习惯午睡的患者其平均24小时动态收缩压要小5%（6 mmHg）左右。醒着的时候，习惯午睡患者的平均收缩压较无此习惯的患者低4%（5 mmHg）左右；晚上睡觉的时候，午睡患者的平均收缩压要低6%（7mmHg）左右。Kallistratos博士说道："尽管午睡并没有明显降低平均血压，但是值得一提的是，收缩压降低2mmHg可减小10%的心血管疾病发生风险。"研究人员还发现，与无午睡习惯的患者相比，习惯午睡的患者其脉搏波传导速度小11%，左心房的直径小5%。这些研究结果表明，习惯午睡的患者因血压较高而造成的身体损伤较少。午睡时间与动脉高血压负荷有关，午睡60分钟的患者相较不午睡的患者其平均24小时收缩压降低4mmHg，勺型血压高5%。勺型血压患者较非勺型血压患者午睡的时间平均长17分钟。总之，该研究表明午睡可降低高血压患者的血压，而午睡时间久一些更有益。习惯午睡的患者其夜间睡觉时血压下降得更大，有益于身体健康。此外，与无午睡习惯的患者相比，习惯午睡的患者使用的降压药物也较少。

午时觉很重要，子时觉对于健康就更重要，因为这是一天的天根之处，是阴阳交合之处。服用归一饮和观复汤的患者，一定要强调睡好子午觉，尤其是子时觉，也就是最好晚上十点半上床睡觉，有时候归一饮和观复汤疗效不佳或者出现一些反应时常常和睡眠相关。

人体之阴是修复元气的第三味潜藏的药，人体的阴精不足的话，归一饮、观复汤都不能很好地起到修复元气的作用。这个时候可以用滋阴的方药作为急则治其标的作用，但滋阴药并不是进入人体就成了人体的阴精和津液，人体真正的阴精和津液是水谷精微经过运化，五脏六腑共同化生的，是人体自己产生的，而不是滋阴的药物。滋阴药就像人工胶体一样，是代血浆，不是真正的血液，真正的血液要靠人体自己制造，人体真正的阴精、津液要自己产生，而不是药物直接产生的。但人体自己产生也需要一个过程和时间。所有的养阴药只是替代品，急则治其标而已，人体自己化生出来的阴才是真正的阴。为什么说阳气容易生、阴气最难养呢？温病学说里最注重的就是津液和养阴，而且养阴常常要一两个月、两三个月。因为真正的阴，一定是人体水谷精微化生出来的，这个化生过程会慢，所以所有的养阴药都只是替代品。

因此归一饮、观复汤要完成修复元气的作用，要有三个条件，即肾脏储备、水谷精微、阴精。首先是够用肾脏储藏，而且要评估应用肾脏储藏修复元气的得失比例。肾脏储备越少，应用归一饮的剂量就应当越小，一次不能调动过多的肾脏储备，而是用一点，修复一点，元气修复一部分，产生一点结余，补充肾脏储备，然后再用一点去修复元气，如此循环往复，建立了良性循环，元气逐渐得到修复，储备也一点一点增多，人体的圆运动进入正常的轨道，身体才能得以逐渐康复。有时候，归一饮会用到制附子3g、干姜4g、炙甘草6g的小剂量，可以小量频服，这要视肾气储备而定。当然这里还有一个问题就是脾胃之气的健与衰、强与弱，如果脾胃之气过弱，也不能用大剂量，因为这会直接影响到第二个条件，就是水谷精微的补充和运化。水谷精微的多少直接影响到元气的修复，当然这也是一个循环往复的过程，而且水谷精微的化生不是一次完成的，就像十天的饭不能一次吃完一样。因此有时候用归一饮或者观复汤会吃几天药，停几天药，目的就是让水谷精微有充分的化生的时间，让归一饮、观复汤有可运化的物质基础；第三个条件就是人体阴精是否充足，至少不是阴虚阳亢才可以。

第四个问题是：归一饮、观复汤的剂量选择，什么时候用大剂量归一饮、观复汤？什么时候用小剂量归一饮、观复汤？

这个问题，第一要看元气储备的多少。第二要看邪气的多少及正邪的比例。第三要看患者阴精与阳气的配比。第四要看患者养生的情况。元气储备的越多，归一饮、观复汤的剂量就可以加大，元气的储备越少，归一饮、观复汤的剂量就要越小。邪气越重，归一饮、观复汤的剂量应该加大；邪气轻，归一饮、观复汤的剂量就要小。当然，更重要的是看正邪之间的比例。

正气衰而邪气盛，则要小量频服；正气衰而邪气少，则用小剂量归一饮或观复汤，不必频服，甚至可以隔日服、三日一服。正气尚可邪气盛，则应该用大剂量的归一饮或观复汤；正气尚可邪气少，小剂量归一饮、观复汤即可。

还要注意阴精和阳气的配比，阴精少、阳气偏盛的患者，无论是归一饮还是观复汤都应该用小剂量，要给元气运化产生阴精的时间。可以隔日服或者三日一服，也可以适当加大炙甘草或者大枣的比例和用量，如归一饮可用制附子3g、干姜5g、炙甘草或大枣12g等。若阴虚阳亢者则先恢复阴精后再用归一饮或观复汤。

最后还要看患者的养生情况，患者注重养生，如注意早睡眠、注重饮食的平衡、节制性生活等，则元气、阴精有生化之源，归一饮、观复汤有所本源，所以可以用大剂量，反之睡眠不能保证，性生活过度，思虑过度耗神伤血，七情内伤，则元气、阴精消耗过度，岂止归一饮、观复汤没有本源，即便是补气、养阴之品也需要元气有运化之力，才能发挥药的作用，所以亦需要小剂量。

第五个问题是，什么是归一饮、观复汤的非适应证？

显然肾之储备不够的患者、阴虚阳亢的患者不是归一饮和观复汤的适应证。另外，对于全身性的热毒炽盛，尤其热入营血的症候归一饮和观复汤显然是不适合的，因为此时应当急则治其标，急清热毒。《伤寒论》中即使是少阴病还有应用承气汤的三急下证，但对于局部脏腑或部位有火或阴虚的情况则不在此例，当以标本主次定之。

第四节 养生与治疗

上面说的应用归一饮、观复汤要具备三个基本条件，这三个条件不但是使用归一饮、观复汤之前要具备的，也是应用归一饮、观复汤之中时时要关注的。可用的肾藏储藏、可化生的水谷精微及至少够用的阴精，都是应用归一饮、观复汤的原材料。物质与功能必须正好相配才合适，这些原材料是归一饮、观复汤的物质基础。修复元气不光是用药的过程，也伴随着养生的过程。所以治疗当中第二个关键就是养生和食物，养生是少消耗，不管是思虑过度、熬夜还是性生活过度，总之就是要减少消耗。然后是水谷精微的补充，要有合理的饮食。但我们知道物质的产生要有一个过程，是需要时间的，所以当条件不充足的时候，或者物质相对不足的时候，但是基本的圆运动已经建立起来了，气血阴阳的循环已经进入到良性循环的轨道的时候，这时候就要停药，等待物质的积累和相对充足。这时候不吃药的过程比吃药的过程还重要，这就是养生的过程。这个部分如果把握不好，前面吃药的部分可能前功尽弃。所以说"三分治，七分养"是正确的，没有养，只是治，也许早期是好的，长期也许不但无益反而有害，因此我们也要注意养生，这是修复元气的物质基础。

养生包括情志养生、饮食养生、运动养生等。运动让气血流动，让气血周流。运动不只是动的活动，也包括静功，比如站桩、打坐，虽然外表看是静的，但其实是外静内动，人体内在的气血是不断运动的，而且静的时候，肢体是安静的，神是安静的，这个时候体内的气血才能集中起来，才能不消耗，当大脑充分放松，没有杂念，精神集中的时候气血的运行才能自然而有效率。所以静，是为了动，有些人说生命在于静止，有些人说生命在于运动，其实都是在动，都是气血的运动，只是外在的方式不一样而已。静功的关键不是形体的静，而是神静，是心静。心静使得后天的意识被放弃了，心无为，气血才能无为。道法自然，心静是从有为到无为的一个过程。

第五节 理想与现实

为什么说是理想与现实呢？从整体看人体的疾病是复杂的，有新的疾病、有宿病，不同脏腑的疾病、不同经络的疾病往往同时存在，医生有时候很难分清应该先治疗哪个，后治疗哪个。即使是同时治疗，治疗比例、进度如何分配等常常错综复杂，何况如果是多个脏腑经络都有病变，其寒热虚实、升降浮沉、气血阴阳、出入表里交织在一起，疾病远比我们看到的和想到的要更复杂，要把这些都诊断出来，再从整体上制定治疗方案、把握治疗时机和传变预后，往往是很难的。而归一饮、观复汤修复元气，目的是要元气无为而治。我们前面谈到无为的概念，元气无为而无不为，人体的元气如"天之道，不争而善胜，不言而善应，不召而自来，坦然而善谋"。了解人体的莫如自己，而且每个人都是不一样的，因此只有人体的元气最了解自己，元气可以根据人体疾病的情况自己制定最正确的治疗方案，选择最经济的治疗路线，制定最合理的治疗次序。换句话说，先治疗哪个，后治疗那个元气说了算，而不是医生说了算，即使是最高明的医生会接近元气的治疗方案和治疗策略，但不会比人体自身的元气做得更好，因为它是道法自然的无为之治。

理想的状况是，当符合应用归一饮、观复汤的情况时，不必加减，原方直接应用就是。但这就要求患者了解医者的治疗思路，还要理解配合，有良好的依从性。例如，病人来找你是看咳嗽或者咽炎的，但患者可能脾胃长期不好，食欲缺乏、便秘等，可能还有睡眠障碍等，元气可能认为恢复脾胃健康是治疗方案的第一步，这样做是最合理的，其次应该要解决睡眠障碍，最后才能治疗肺，解决咳嗽的问题。用了归一饮或者观复汤后，脾胃逐渐在恢复，可能会慢一些，但咳嗽一直不好，病人觉得我是来找你治疗咳嗽的，我都治疗一个月了，咳嗽一点都没好（前提是咳嗽是肺本身的问题，而不是脾胃不足造成的），这个医生没治好我的咳嗽，我不找他看了，这就是患者不能理解，无法继续治疗。试想患者都不治了，再好的方法也实施不了。

其实这在古代医家的治疗中也是不少见的，而且多见于名医的治疗，因为名医的思路和分析更接近元气的思路，下面举两个例子。

一个是金元四大家之一的朱丹溪的病例，记载者是叶仪先生，曾经同朱丹溪一起跟随儒生许白云先生学习。这是他自己记录的诊治过程：

癸酉年八月，我患痢疾，疼痛发作，完全不能饮食。不久疲困不堪，不能起床，于是把床席与垫席的当中空缺，听任粪水自行泻下。当时朱彦修先生客居城中，由于同学的友情，每天来看望我，给我饮药，只是一天天地服药而病情一天天地加重，朋友们大声地议论这件事，但是彦修毫无顾忌。十天过后病情更加严重，痰液如同棉花一般地窒塞咽喉，昼夜呻吟不止。我私下忧虑，同两个子女诀别，两个子女痛哭，路上的人们传说我已经死了。彦修听到我的死讯，说："唉！这一定是传说的人胡言。"第二天天刚亮，彦修来诊察我的脉象，煮小承气汤给我饮服。药才下咽喉，感觉粪水自上而下，多次大便后，腹中清凉。隔天就吃粥，逐渐痊愈。朋友们于是向彦修请教治法。彦修回答说："起初诊察气口脉象虚弱，病人形体虽然结实，但是面色黄而稍白。这是由于平时同人交谈多，多说话的人中气虚衰。加上病人务必要完成已办的事，经常饥饱无度，被饱食伤害，它变化成为积食，积食长久就造成这个病证。痢疾这种病证，一般认为应当去旧图新，但是我反而用人参、白术、陈皮、芍药等十多帖补剂给病人服用，怎么能不一天天地加重？可是没有这十天的补药，哪里能抵挡这两帖承气汤呢？所以先补足胃气的伤败，然后去除其积食，就霍然痊愈了"。朋友们于是都信服了。

朱丹溪很了不起，能够治病审因，直中要害，不被眼前的现象所迷惑，关键是具备以生命为本而不是以疾病为本的整体观，不但有学识还有定力，不畏人言，能如此者非真正的名家不可。不像现在的有些医生但见眼前的症状的好与坏，没有真正的整体观。但朱丹溪也是幸运的，因为他遇到了叶先生这样的病人，叶先生如此信任他，反过来看，能担得起这种信任的医生又有几个呢？能如此信任医生的患者又有几个呢？遇到这种情况还不止朱丹溪，还有宋代的许叔微。

许叔微的《伤寒九十论》记载了这个医案：

> 曾经有一个许叔微的同乡叫丘生，病伤寒。许叔微为他诊视。患者发热、头疼、烦渴。脉虽浮数而无力，尺以下迟而弱。许叔微说："患者虽是麻黄汤证，但尺迟弱。"仲景曰："尺中迟者，荣气不足，血气微少．未可发汗。"许叔微于是用建中汤加当归、黄芪令饮。第二天病情没有改善，患者家人十分焦急，日夜督促许叔微用发汗药。几乎出言不逊。许叔微只是忍着，用建中调荣血而已。到了第五天尺脉才有所好转，于是投予麻黄汤。患者吃了第二剂麻黄汤，发狂，不一会稍稍安静，睡了一小会儿，于是出汗而解。许叔微感慨道："早就料到了这么做很难。仲景虽说：'不避晨夜，即宜便治。'医生也要照顾患者的表里虚实，待以时日。若不循次第，病情虽然可以暂时好转，但使五脏亏损，寿命减少，又有什么可值得夸耀的呢。"

看来许叔微和朱丹溪一样，英雄所见略同，但也都顶住了压力，可见做医生即使是名医也是很不容易的，而且许叔微最后的这句感慨之言太重要了："若不循次第，病情虽然可以暂时好转，但使五脏亏损，寿命减少，又有什么可值得夸耀的呢。"

应用归一饮、观复汤也是一样，因为元气是从全局考虑治疗策略的，因此有时候并不能马上满足患者来看病的直接目的。甚至就像朱丹溪这个医案一样，有可能病情看上去还会暂时加重，这个时候就尤其需要医生和患者之间的相互信任。

所以当元气无为而治的时候，会有三种结果，一是疗效显著；二是患者的症状，注意是症状而不是病情没有改善、没有变化；三是原有症状加重或者出现了更多的不适症状。

第一种是好的结果不用说了，第二种和第三种情况也常常可以见到，尤其是应用归一饮、观复汤不加减的时候，因为不加减是元气最无为的状态。这时患者来找医生治疗的主要症状可能很长时间都不好，就像许叔微和朱丹溪的医案一样。患者吃了一段时间归一饮或者观复汤，例如一到三个月，病情没有改善，或者虽有好转但进步不大，或者是患者一些其他的症状反而有所好转，体力精力增加，但患者求治的主要症状没有明显改善。我们知道无论归一饮还是观复汤都还是偏温热的药，如果患者症状长时间没有改善，但也没有加重，反而说明，这种用法方向是对的。试想，如果要用错了，温热之药长期蓄积体内，岂有病情不加重的道理。但是为什么无效呢？这其中可能有三个原因：

第一，元气会自动分配和选择它应该先治疗什么后治疗什么。而不是按照病人、医生的想象和要求去做。一旦你强加给它意志，那就是你想做什么，而不是元气想做什么了，所以有时候一些病人会说他要治的病没治好，但是其他的病却好了。但是患者想治的疾病，坚持到一定程度最终还是会好的。元气无为而无不为，只是有时候患者和医生不太理解元气暂时有所为而有所不为的道理，急于求成，一味的要求元气从己所愿而为之，恰恰是欲速则不达，有时候反而会有害。

第二，人体消耗的程度和比例。比如说，元气刚刚修复了一点，但患者熬夜、暴饮暴食、房事过度等，消耗的更多，那还入不敷出呢，元气怎么有多余的能量去解决你要解决的症状！就像你给一个人5元钱，但他却花了6元钱，他还欠1元钱呢；即便你给他5元钱，他只花了4元钱，他富余了1元钱，而这1元钱可能暂时不够改善过多的症状，只能把钱花到最需要最紧急的地方，而这不一定是此患者就诊时要求解决的症状。所以真正的治疗，治疗占一半，养生占一半。只有治疗，没有养生也没用，补充修复得再多，他损伤消耗的更多，也是没效的。治疗与养生就像一阴一阳，缺一不可。治疗和养生完美的契合，才是一个治疗的理想状态。但这需要病人的配合和坚持。

第三，病邪过重。我们知道归一饮、观复汤本身不治病，而是修复元气，最终治病的是元气，但元气的修复要有一个过程，这个时候如果邪气过重，正气一段时间内没有能力去祛邪。此时也可以急则治其标，暂时应用一些常规的祛邪的方法，待邪少一些了，再重新应用归一饮或观复汤，这个时候也许由于邪气少了一部分，元气修复起来也会更快。这里需要注意的是，常规方法也有扶正的方法，但也会消耗元气，所以也要衡量正邪的比例。

最后一种情况就是服药没效或反而加重或出现其他的反应。如果不是辨证错误或用错药的话，这大多是排病反应。排病反应是一个正邪交争的反应，排病反应往往是元气不充足但又不是太弱的人才会出现。例如新感外邪，如果患者元气很充足，往往一蹴而就，用药后会很快邪去正安、疾病消失，就不会产生强烈的正邪交争，也就不会出现排病反应，或者即使出现也很轻微，例如一过性的心烦、腹泻，由于仅仅一次，患者可能都没有注意到，或者以为是别的原因所致。如果患者正气很弱，没有力量和邪气斗争，也不会有排病反应。例如老年人肺部细菌感染，常常不发烧，甚至白细胞也不高，因为抵抗力很弱。所以排病反应大多出现在中间状态，明显的排病反应恰恰是正气开始有抗邪之力，但又不足以迅速的驱邪外出的表现。这时候正邪交争、焦灼纠缠。比如说《伤寒论·辨脉法第一》：

问曰：病有战而汗出，因得解者，何也？答曰：脉浮而紧，按之反芤，此为本虚，故当战而汗出也。其人本虚，是以发战。以脉浮，故当汗出而解也。

浮为阳，紧为阴，芤为虚。阴阳争则战，邪气将出，邪与正争，其人本虚，是以发战。正气胜则战，战已复发热而大汗解也。

若脉浮而数，按之不芤，此人本不虚；若欲自解，但汗出耳，不发战也。

浮、数，阳也。本实阳胜，邪不能与正争，故不发战也。

《广瘟疫论》也谈道：

时疫不论初起、传变、末后，俱以战汗为佳兆。以战则邪正相争，汗则正逐邪出。

排病反应也同战汗一样，

余邪未净而复热，则有再作战汗而解者；有战汗须三、四次而后解者，有战汗一次不能再战，待屡下而退者（《广瘟疫论》）。

如果正气太弱，排病反应出现一次后，再没有能力出现排病反应，即"有不能再作战汗，即加沉困而死者，"总之，如《广瘟疫论》所言：

总视其本气之强弱何如耳。

举一个例子：有个病人，女性，54岁，鱼虾严重过敏。症状是服用鱼虾后全身起皮疹，浑身特别痒，这次又发作，用过一个月的防风通圣丸，没什么效果。涂抹了一些药，吃了不少汤药，也都没有疗效，后来笔者给她开了5剂归一饮，处方是：制附子12g、干姜15g、炙甘草18g、荆芥10g、红花10g。（5剂）患者吃完第二剂的症状就是呕吐，脸也肿了，嘴唇是之前的两倍厚，身上起了很多疹子，痒的非常厉害，一晚上没睡觉，不想吃东西，连头皮、指尖都是疹子。笔者听了他的情况，认为既然病邪外发，那就彻底发出来吧，所以又用了通脉四逆汤，干姜改为18g，炙甘草改为15g，处方是：制附子12g、干姜

18g、炙甘草15g。患者吃了3剂后，皮疹和瘙痒就大有好转。最有意思的地方是她有7年的高血压病史，吃了药以后发现血压低了就把降压药给停了，血压可以维持在正常水平。原本吃饭不好，现在食欲也好转了。因为他之前有恶心呕吐的症状，担心患者既往有肾功能不全等情况，就让他去检查生化，发现所有指标都正常。让患者接着再吃归一饮，皮疹症状又出现了，但是症状没有以前那么重。吃饭没问题了，没有恶心呕吐，这次的疹子和之前的不同，都是红点，而且有水泡，和之前硬结的形态不一样。又吃了两剂归一饮，疹子好了2/3，没有完全好，继续吃归一饮，第三批疹子又出了，但是疹子一次比一次轻。前后吃了3周的归一饮，疹子好了再出，好了再出，但一次比一次轻。最后皮疹好了，随诊一个月皮疹没有再出。

这个例子提示我们：第一，病人的配合很重要。如果没有病人的信任和配合，再高明的医生也无能为力。第二，要详细问病史。患者吃了一个月的防风通圣散，没有效果，这个时候用归一饮，正邪交争就会比较重。患者说他原来大便干，吃了防风通圣散，大便也没有明显的改变，吃完归一饮反而开始腹泻，这一点让我坚定让他吃通脉四逆汤，因为这是邪气外出的表现，是正邪交争的表现。患者原来吃了大黄、芒硝都没有腹泻，吃了归一饮反而腹泻。这个时候如果正气足就可以借着机会把原来的病邪通过这个通道发泄出去。但通脉四逆汤有急则治其标的含义，它不是修复元气的作用。第三，不要小看排病反应的强度及益处。

第六节 无代化，无违时

"无代化，无违时"出自《素问·五常政大论》：

> 岐伯曰：昭乎哉！圣人之问也，化不可代，时不可违。夫经络以通，血气以从，复其不足，与众齐同，养之、和之，静以待时，谨守其

气，无使倾移，其形乃彰，生气以长，命曰圣王。故大要曰；无代化，无违时，必养必和，待其来复，此之谓也。

译释：岐伯回答说，伟大啊，这是圣人之问，自然的造化不可替代，天时也不可违背。要让经络通达，血气和顺，恢复不足，气血阴阳齐同如一，要养之、和之，静以待时，谨守气机，不使阴阳偏移，才能使外则形体健康，内则生机勃勃，这才称得上是圣王。所以《大要》说的"无代化，无违时，必养必和，待其来复"就是这个意思。

王冰注曰：

化，谓造化，代大匠斫，犹伤其手，况造化之气，人能以力代之乎？夫生长收藏，各应四时之化，虽巧智者亦无能先时而致之，明非人力所及。由是观之，则物之生长收藏化，待其时也。物之成败理乱，必待其时也。物既有之，人亦宜然。或言力必可至致，而能代造化、违四时，妄也。

"代大匠斫，犹伤其手"出自《道德经》第七十四章："夫代大匠斫者，希有不伤其手矣"。意思是说代替技艺精湛的木匠去伐木，很少有不伤手的。

"代大匠斫，犹伤其手"，何况试图以人力代替自然之造化，更是妄为。自然之生长收藏，各自应四时之变化，虽有巧智也不能代替四时，因为这不是人力可以做到的。所以要懂得顺应事物生长收藏的规律，要懂得待其时。事物之成败、理乱，也要待其时。事物如此，人也是如此。有人说人定胜天，可以代替造化之功、违背自然规律，这是虚妄之言。

《黄帝内经》这段话从语气、行文方式到内容、含义几乎就是《道德经》的翻版，"无代化，无违时"，让人体之元气自然运化、无为而治、天人合一，然后"必养、必和，静以待时"，一个"养"字、一个"和"字，一个"待"字，说尽了元气运化之意。"谨守其气，无使倾移"，使阴阳之气相和，使阴阳之气运动不偏移，使圆运动始终是正圆，无问其病，以平为期。这段《素问·五常政大论》的话说的是上医的至高境界。

第四章　学生医案

　　之所以选择学生医案，是想说明本书的思想和方法是可学的，而且对于有一定基础的读者，也是容易学的，其中有个关键点就是脉诊，但脉诊恐怕要单独写一本书了，况且脉诊更需要言传身教，要在具体的临床实践中予以指导才能较好地掌握，所以本书关于脉诊未做系统阐述。

第一节　张萍医案

　　（张萍，女，33岁，中国中医科学院西苑医院高干科主治医师。）

股骨头坏死疼痛案

张某，男，55岁，2013年12月10日就诊于家中。主诉：右腿疼痛1年余。患者1年前无明显诱因出现右腿疼痛，尤其右腹股沟处疼痛明显，就诊于河南省沁阳市人民医院，行右髋关节磁共振成像示：右股骨头坏死。患者经多种方法（针灸、中药、理疗等）治疗，效果不佳。我因休假在老家，故于家中应诊。就诊时症见：右髋关节疼痛，行走需拄拐杖方可，遇寒或变天时疼痛加重，纳食可，夜寐欠佳，夜尿频（每晚五六次）。舌淡胖，苔薄，左脉沉细，右脉沉至骨。

病机分析：患者股骨头坏死疼痛较甚，多方治疗无效，从脉诊分析患者左脉沉细，右脉沉至骨，显然是生长之气不足，所以采取归一饮治疗。

处方：归一饮
制附子6g　干姜9g　炙甘草12g　（7剂）

二诊：2013年12月17日复诊，患者服药1周后诉右腿疼痛明显减轻，夜尿减少，纳食可。舌淡胖，苔薄，左脉沉细，右脉略起。

处方：归一饮
制附子6g　干姜9g　炙甘草12g　（14剂）

三诊：2013年1月3日复诊，上方继服2周后复诊，患者自行走至家中，诉腿痛已好80%，夜尿一两次，睡眠好，舌淡红苔薄，左脉细，右脉细弦。

处方：归一饮加减
制附子6g　干姜9g　炙甘草12g　川牛膝10g　（21剂）

四诊：2013年1月24日复诊，上方继服3周后复诊，患者诉右腿基本不痛，自觉右腿力气明显增加，双脚热，夜尿不明显，舌淡红苔薄，左脉细已起，右脉细滑。

处方：归一饮
制附子6g　干姜9g　炙甘草12g　（14剂）

嘱上方继服2周后停药。2014年2月春节后电话致电感谢说右腿痛未犯。

按　这是学生张萍使用归一饮治疗疾病的处女作，基本为归一饮原方，（三诊有加减）但效如桴鼓。

更年期综合征案

董某，女，53岁，2014年12月5日就诊。主诉：烘热汗出怕冷1年余。患者1年前绝经前后出现烘热汗出，怕冷，目花，腿沉，曾就诊于中医门诊，疗效不明显。经其姐介绍来诊。就诊症见：烘热汗出，怕冷，自觉足如踩冰，乏力，双腿沉困，目花，视物模糊，口干，纳可，小便黄，舌红苔薄，左脉沉滑，右脉弦略沉。

按　患者更年期症状较为典型，中医分析为寒热错杂、上热下寒，既有烘热汗出、小便黄、口干舌红，又有怕冷、足如踩冰。

病机分析：患者左脉沉滑，右脉弦略沉，为典型的生长之气不足，应以归一饮治疗之。此处加川牛膝，是引热下行之意。

处方：归一饮加减

制附子6g　干姜9g　炙甘草12g　川牛膝10g　（6剂）

二诊：2014年12月12日复诊，患者诉烘热汗出略减，双腿沉困明显好转，口干，口有异味，舌红苔薄，左脉略起，细弦，右脉略滑。

处方：归一饮

制附子6g　干姜9g　炙甘草12g　（14剂）

三诊：2014年12月26日复诊，患者诉烘热汗出较前好转，自觉身轻，怕冷较前明显好转，双腿不困，目略干，舌红苔薄，左脉细，右脉细弦。

处方：归一饮加减

制附子6g　干姜9g　炙甘草12g　（14剂）

四诊：2015年1月10日复诊，患者烘热汗出次数较前明显减少，余无不适症状，舌淡苔薄，左脉细已起，右脉细略滑。

处方：归一饮

制附子6g　干姜9g　炙甘草12g（7剂）

五诊：2015年1月16日复诊，患者诉烘热汗出偶有发作，余无不适，自觉目前是这两年身体最轻快的时候，舌淡苔薄，左脉细，右脉细滑。

处方：归一饮

制附子6g　干姜9g　炙甘草12g（14剂）

上方继服半月，患者电话告之无烘热汗出。

白癜风病案

史某，女，16岁，2015年7月31日就诊于西苑医院。主诉：脐下白斑3年。患者3年前无明显诱因出现肚脐下方白斑，就诊于北医三院皮肤科，诊断为白癜风。白斑开始面积较小，逐渐扩大，一年前白斑大小约20cm×20cm，近一年白斑未扩大，白斑上毛发均为白色，无痒痛感。患者经中西医诊治，效果不明显。为求诊治，来我处就诊。就诊症见：肚脐下方，耻骨联合上方白斑，大小约20cm×20cm，无痒痛感，平素脾气急，纳可，寐可，二便尚调，月经量少，时有痛经，舌尖红苔薄，左脉细弦，右脉尺部沉。

按 白癜风的中医治疗常以活血祛风、补益肝肾、养血疏肝为主。

病机分析：从脉诊分析，患者左脉细弦，右脉尺部沉，是人体圆运动中生发之气受压，应以归一饮治之，因患者脾气急躁，故少佐郁金以疏肝。

处方：归一饮加减
制附子6g　干姜9g　炙甘草12g　郁金6g　（14剂）

二诊：2015年8月14日复诊，患者诉服药后自觉脾气好转，白天易犯困，夜间睡眠佳，大便通畅，舌淡红苔薄，左脉细弦，右脉略起。

处方：归一饮加减
制附子6g　干姜9g　炙甘草12g　防风6g　（14剂）

三诊：2015年8月28日复诊，患者诉皮损略有缩小，且整体白斑颜色转暗，白斑上部分汗毛转黑，大便欠畅，患者出现轻微的牙龈肿痛，口干，舌淡红苔薄，左脉细，右脉细弦。

> 处方：归一饮
> 制附子6g　干姜9g　炙甘草12g　川牛膝10g　（14剂）

> 按　白癜风应该祛风，这是辨病论治的思维，二诊受到这一思维的影响故加防风，没有从病机上去分析，这是不对的，故三诊出现牙龈肿痛、口干，三诊意识到这一问题，故予以补救，加川牛膝引火下行。

四诊：2015年9月11日复诊，患者诉汗毛多数颜色变为黑色，余无不适，舌淡红，苔薄，左脉细弦。

> 处方：归一饮加减
> 制附子6g　干姜9g　炙甘草12g　川牛膝10g　（14剂）

五诊：2015年9月25日复诊，患者诉白斑中有不少正常肤色出现，舌淡红苔薄，左脉细弦，右脉中取略滑。

> 处方：归一饮
> 制附子6g　干姜9g　炙甘草12g　（14剂）

仍在随诊中。

严重失眠案

张某，女，72岁，2015年1月20日就诊于西苑医院。主诉：失眠50余年，加重伴汗出1月余。患者自诉自年轻时起，入睡困难，易醒，每晚基本仅睡

1~3个小时，患者曾尝试多种安眠药及其他方法，效果不明显。近1个月每晚仅睡1小时，伴汗出，时有心慌心悸，为求诊治来诊。就诊时症见：失眠，入睡困难，易醒，多梦，每晚仅睡1小时，汗出多，动则汗出，口苦，舌红苔薄，左脉细，右脉细弦。

按　患者失眠近50余年，每晚基本仅睡1~3个小时，十分痛苦，且遍服中药、西药都无效。此时可以不从病的角度入手，而从气入手。

病机分析：患者左脉细，右脉细弦，为生长之气不足，圆运动偏斜。元气失和，因此以归一饮治疗，加川牛膝引虚火下行，加茯神以治标。

处方：归一饮加减
制附子6g　干姜9g　炙甘草12g　川牛膝10g　茯神10g　（14剂）

二诊：2015年2月4日复诊，患者诉睡眠较前明显改善，每晚可睡4~5小时，仍汗出多，纳可，大便可，舌红暗苔薄，左脉细，右脉细弦。

元气神机：先秦中医之道

158

处方：归一饮加减
制附子6g　干姜9g　炙甘草12g　川牛膝10g　桂枝6g　白芍6g　（21剂）

按　服用14剂药后睡眠明显改善，患者也很高兴，说明元气逐渐修复，汗出多加桂枝、白芍调和营卫，标本兼治。

三诊：2015年2月27日复诊，患者诉汗出较前明显减少，睡眠可，舌暗红苔薄，左脉细，右脉细弦，弦紧好转。

处方：归一饮
制附子6g　干姜9g　炙甘草12g　（14剂）

四诊：2015年3月13日复诊，患者诉自觉身轻神清，睡眠基本每晚在5小时左右，汗出好转，舌暗苔薄，左脉细，右脉细弦。

> 处方：归一饮
> 制附子6g　干姜9g　炙甘草12g　14剂，嘱患者服药14剂后可停药。

脑血管病后遗症案

曹某某，男，51岁，2015年7月25日就诊于西苑医院。患者右侧肢体活动不利伴感觉障碍2个月。患者2个月前因脑梗死伴梗死后出血就诊于北京宣武医院，经治疗好转后出院。患者出院后仍右侧肢体活动不利，伴右侧疼温触觉消失，为求诊治来西苑医院就诊。就诊症见：右侧肢体活动不利，伴右侧疼温触觉消失，乏力气短，纳可，失眠。大小便正常，检查：患者拄拐进入诊室，右下肢肌力Ⅳ级，浅感觉消失。舌红苔薄腻，左脉细弦，右脉沉细。

按　患者脑梗死伴梗死后出血，肢体活动不利，浅感觉消失，伴气短乏力，既可以是单纯气虚的表现，也可以是痰湿阻滞之象，而这一点是尤其要区分清楚的，若是气虚所致可用补阳还五汤，但若是痰湿阻滞所致，用甘温之黄芪则助痰湿；当然气虚也会引起痰湿，若如此补气则痰湿也会化，但要区分清楚，不能但见舌苔腻就是痰湿、但见气短乏力就是气虚，当四诊合参。

病机分析：患者左脉细弦，右脉沉细，左脉、右脉都是生发之气不足之象，并非风阳鼓动阳气不收之象，所以依然是应当扶助生发之气，生发之气修复才能与收藏之气相和于圆心，元气才能去治病。舌苔薄腻，无论是标是本，稍佐以化湿祛痰之品。

> **处方：归一饮加减**
> 制附子6g 干姜9g 炙甘草12g 藿香6g （后下） 陈皮6g （7剂）

二诊：2015年8月1日复诊，服药1周后复诊，患者诉服药后下嘴唇肿，气短较前改善，乏力减轻，自觉肌力略有增加。舌红暗，苔薄，左脉细弦，右脉略滑大，右手脉大于左手脉，滑大为虚火之象。

按 右脉略滑大，右手脉大于左手脉，滑大为虚火之象，所以下嘴唇略肿，但总体脉势显示仍是生长之气不足，所以继用归一饮，加川牛膝引火下行。

> **处方：归一饮加减**
> 制附子6g 干姜9g 炙甘草12g 川牛膝10g （7剂）

三诊：2015年8月8日复诊，患者诉服药1剂后嘴唇肿消，7剂后患者诉自觉言语时略有底气，肌力恢复，已可以脱离拐杖。自觉头脑不清，舌暗，苔薄，左脉细弦有力，右脉起，不沉，略弦。

> **处方：归一饮加减**
> 制附子6g 干姜9g 炙甘草12g 石菖蒲6g 红花6g （7剂）

按 患者有头脑不清的感觉，拟用菖蒲、郁金开窍醒神，但考虑到患者血脉瘀滞较重，郁金改为红花，加强活血之力。患者脉已微起，但仍是生长之气不足，故仍用归一饮为主。

四诊：2015年8月15日复诊，患者诉双下肢感觉麻木，触之如窜电感，下肢沉重感消失，行走如常，但仍步行稍缓慢，基本看不出偏瘫步态，大便欠畅，略干。舌暗苔薄，左脉弦，右脉弦略大。

处方：归一饮
制附子6g　干姜9g　炙甘草12g　（7剂）

按　患者生长之气渐复，元气开始无为而治病，治疗渐入佳境，患者肢体活动已经逐渐恢复，一般来讲，感觉恢复对于脑血栓后遗症患者比较慢，继续用原方，元气治病还要有一段时间。

五诊：2015年8月22日复诊，患者诉右侧肢体感觉逐渐恢复，能有温度觉，右手略肿胀，舌红苔薄腻，左脉细弦，右脉略滑虚。

处方：归一饮加减
制附子6g　干姜9g　炙甘草12g　茯苓10g　（14剂）

按　感觉开始恢复，随着体内元气的运行，体内痰湿由里达表，故出现手肿胀。继以归一饮扶助生长之气，加茯苓去水湿。

后用归一饮调整1月余，2015年9月25日复诊，患者诉感觉基本恢复，无气短乏力，每日行1万步，无疲劳感，可以自己驾车就诊。

卵巢囊肿下腹疼痛案

刘某，女，31岁，2015年4月18日就诊于西苑医院。主诉：左下腹部疼痛半年余，加重1个月。患者半年前无明显诱因出现左下腹疼痛，隐痛，月经前明显，休息或得温痛减，患者就诊于我院妇科，查妇科超声示：左侧卵巢囊肿1.9cm×1.3cm。此后患者间断服用妇科中药治疗（以活血化瘀、补肝肾为主），左下腹疼痛服药期间缓解，停药后反复。1个月前因月经期着凉后出现左下腹疼痛加重，为求诊治就诊。就诊时诉左下腹疼痛，着凉着风后腹泻，大便平素不成形，腰痛，口干，时有口苦，外阴瘙痒，白带多，月经已结束，平素月经量少。就诊时左脉沉细，尺脉更甚，右脉沉弦，尺部略紧，舌淡苔薄。

按 患者左下腹疼痛，着凉着风后腹泻，大便平素不成形，加之白带多，为下焦寒湿，左尺脉沉细，右尺部紧也是下焦寒湿之象。所以应以温肾阳祛下焦寒湿为主。

病机分析：显然是生长之气受到阻滞，无以化合收藏之气，元气运行不利，寒湿无以祛。故以归一饮为法。

处方：归一饮
制附子6g　干姜9g　炙甘草12g　（7剂）

二诊：2015年4月25日复诊，服药1周后，左下腹疼痛明显减轻，白带减少，外阴瘙痒消失。舌淡苔薄，左脉略起，右脉细滑关部明显。

处方：归一饮加减
制附子6g　干姜9g　炙甘草12g　炒白术10g　（7剂）

按 生长之气渐复，元气逐渐恢复，按其自然规律行事，右脉由沉弦变为滑，说明阳气鼓动，寒湿渐化，加白术以助湿邪之化。

三诊：2015年5月2日复诊，服药1周后，患者左下腹疼痛消，白带正常，大便略成形。上方继续服2周后，患者诉以前常感头昏蒙不清，记忆力减退，此次服药1月后自觉神清身轻。

术后腰痛案

石某，女，45岁，2015年9月11日就诊于西苑医院。主诉：右腰部隐痛3个月。患者3个月前行右肾Muller囊肿腔镜手术，术后患者出现右腰部隐痛，怕冷，四末冷，纳食可，睡眠差，入睡困难，易醒，多梦，大便可，月经尚可、已完。就诊时舌暗红苔薄腻，左脉寸略浮，关尺部沉弦，右脉涩中取略空。

❀ 一般来讲手术后疼痛常见瘀血阻滞，但手术也会伤及正气，患者术后疼痛，右脉涩，中取略空，即是既有瘀血又有正气之伤，但患者应该还是有素体之虚，所以患者还有怕冷，四末冷，可用活血化瘀，补气温通。

病机分析：依脉证分析，患者左脉寸略浮，关尺部沉弦，右脉涩，中取略空。此为生长之气不足，气血运行不利，故以归一饮治疗。

处方：归一饮加减
制附子6g　干姜9g　炙甘草12g　川牛膝10g　（7剂）

二诊：2015年9月18日复诊，患者服药1周后，诉脚底冒热气，腰痛减轻，睡眠较前明显改善。舌暗苔薄，左脉沉细，寸浮消失，右脉细滑。

处方：归一饮加减
制附子6g　干姜9g　炙甘草12g　茯苓10g　（7剂）

按 生长之气渐复，元气也逐渐得以恢复。继用归一饮治疗，脉滑为痰湿之象，加茯苓10g，化痰湿。

三诊：2015年9月25日复诊，服药1周后患者诉腰痛基本消失，怕冷明显减轻，睡眠可，近几日因工作忙，略乏力，舌暗苔薄，左脉细略空，右脉细弦。

处方：归一饮加减
制附子6g　干姜9g　炙甘草12g　当归6g　（14剂）

按 元气渐复。左脉细略空，左主血，为血虚之象，继用归一饮加当归以养血。

四诊：2015年10月8日复诊，服药2周后，患者诉无不适主诉，自觉精力较前旺盛，舌暗苔薄，左脉沉细，右脉细略弦。

处方：归一饮
制附子6g　干姜9g　炙甘草12g　（14剂）

继续服2周停药。

焦虑抑郁案

李某，女，47岁，2015年5月29日就诊于西苑医院。主诉：失眠、怕事，情绪紧张3年，加重伴体重下降半年余。患者2012年8月无明显诱因出现失眠、怕事、易紧张、牙关紧、纳少、胸闷心悸，就诊于第四军医大学，诊断焦虑抑郁状态，给予度洛西汀、氟哌噻吨美利曲辛片、黛立新口服，2013年10月回京后一直在北京大学第六医院就诊，调整药物为度洛西汀60mg每天两次，米氮平15mg、黛力新半片、劳拉西泮0.5g晚上1次，以后逐渐减药，2014年8月停药。2015年3月疾病复发，再次至北京大学第六医院就诊，给予度洛西汀60mg每天两次，黛立新1片每天1次。患者体重下降，半年体重减轻7.5kg，乏力，失眠，牙关发紧等。既往有2型糖尿病，口服二甲双胍0.5g，每天3次。此后患者自觉乏力明显，失眠，几乎整晚不睡，自觉牙关紧，胸闷气短，为求诊治就诊。就诊时症见：其父亲搀扶进入诊室，自诉乏力明显，牙关发紧，失眠，几乎整晚不睡，现口服度洛西汀60mg，每天两次；黛立新1片，每天1次；米氮平10mg晚上1次，每晚靠药物仅可睡两三个小时，头脑如灌浆糊，胸闷气短，口干、口粘、口有味，大便偏干，小便黄，面部无华，且半身汗出，左半身有汗，右半身无汗，右手背湿疹，月经已完。舌淡苔薄腻，左脉沉细无力，右脉细弦。

> **处方：归一饮加减**
>
> 制附子6g　干姜9g　炙甘草12g　茯神10g　益智仁6g　（7剂）

二诊：2015年6月5日复诊，患者自行步入诊室，诉睡眠较前明显改善，乏力减轻，纳食增加，舌红暗苔薄，左脉略起，右脉细弦。

按 患者几乎整晚不睡，自觉牙关紧，胸闷气短，口干、口粘、口有味，有湿疹，应是痰湿阻窍。半身出汗，半身无汗，多为少阳枢机不利，少阳属胆，胆经痰热，故而失眠，治疗上可与柴胡加龙骨牡蛎汤合温胆汤加减，和解少阳，清化痰热。

病机分析：患者左脉沉细无力，右脉细弦，为生长之气不足，生长之气与收藏之气不能尽和，人体气化之圆运行不利，痰浊壅阻。

处方：归一饮加减

制附子6g　干姜9g　炙甘草12g　川牛膝10g　茯神10g　（28剂）

患者服上方1月后复诊。

三诊：2015年7月6日复诊，患者自己来就诊，无家属陪同，并且已回归工作，体重增加2.5kg，乏力不明显，纳食可，二便调，睡眠可，但口干渴，自觉有白黏痰，脑中灌浆糊感基本消失，时有头晕，半身汗出消失，右手湿疹平，舌暗苔薄，左脉细有力，右脉滑略浮。

处方：归一饮加减

制附子6g　干姜9g　炙甘草12g　石菖蒲6g　郁金6g　（7剂）

四诊：2015年7月13日复诊，患者诉头晕消失，自觉头脑清醒，口干黏痰减少，舌暗苔薄，左脉细，右脉细弦。

处方：归一饮

制附子6g　干姜9g　炙甘草12g　（28剂）

上方服1个月。无不适停药。

痤疮案

张某，女，24岁，2015年8月14日就诊于西苑医院。主诉：面部痤疮反复1年余。患者1年前无明显诱因出现面部痤疮，红色，自诉部分痘疹内有脓液，部分痘疹硬结，先后至皮肤科内服外治等多种手段治疗，效果不佳，为求诊治来诊。就诊时面部满布痘疹，两颊及额头更甚，大便欠畅。舌红苔薄，左脉细，右脉细弦。

病机分析：从脉象分析，患者左脉细，右脉细弦，为生发之气不足，故以归一饮启动生发之机，阴阳相和，元气无为，加荆芥、防风引元气走表，疏风祛湿。

> 处方：归一饮加减：
> 制附子6g　干姜9g　炙甘草12g　荆芥6　防风6g　（7剂）
> 嘱患者可将药渣子煮水洗脸。

按　用煎药汁敷面膜是张萍的发明，疗效很好。

二诊：2015年8月21日就诊，患者痤疮大部分已平，自诉服药2剂后痘疹自外冒胀水，冒完后疹平，大便仍欠畅。舌红苔薄，左脉细，右脉细弦。上方继服1周。

> 处方：归一饮加减
> 制附子6g　干姜9g　炙甘草12g　荆芥6g　防风6g　（7剂）
> 仍嘱患者可将药渣子煮水洗脸。

三诊：2015年8月28日复诊，患者痤疮已平，两颊部疹子减少，色暗，无硬结及脓液，大便尚可。舌红苔薄，左脉细，右脉细弦。

> 处方：归一饮
> 制附子6g　干姜9g　炙甘草12g　（28剂）
> 此方继续服1个月。

四诊：2015年9月26日复诊，患者面部仅留痘痕，色淡暗，余无不适主诉。舌淡红苔薄，左脉细，右脉细滑。继续服上方2周停药。

更年期综合征伴关节痛病案

吴某，女，61岁，2015年5月22日就诊于西苑医院。主诉：胸闷、气短、烘热、汗出3年，加重1个月。患者3年前无明显诱因出现胸闷气短，时有心慌心悸，胸闷气短与活动无关，烘热汗出，双脚凉如在冰窟，动则汗出，乏力懒言，就诊于我院心血管科，查心电图、冠脉CTA等检查，均未见异常，后就诊于我院妇科，诊断更年期综合征。给予坤宝丸、更年安等药物治疗，效果不佳。1个月前因生气后出现上诉症状加重，为求诊治来诊。就诊时症见：胸闷气短，烘热汗出，心慌心悸，双下肢及膝关节冷凉，穿棉裤保暖，易汗出，乏力懒言，口干不渴，失眠，入睡困难，多梦，易醒，舌暗有瘀斑，左脉沉细至骨，右脉细弦。

按 此患者除了有更年期综合征还伴有关节痛，而且双下肢寒冷感较重，自诉双脚凉如在冰窟，接近6月还在穿棉裤，并伴有动则汗出，乏力懒言等气虚症状，而且病程也有3年之久，似乎应当应用大剂量温通补气之品，若是火神派可能会应用大剂量制附子，甚至会用到川乌、草乌、细辛等药，加之患者伴有动则汗出，乏力懒言等气虚症状，大剂量黄芪、人参也是经常会用到的。

病机分析：患者左脉沉细至骨，右脉细弦，显然是生长之气不足所致。应以归一饮治疗。故此患者虽然阳虚、气虚、阴寒都较重，但我们却不关注疾病，只关注元气的状态，归一饮所用之制附子、干姜其意也不在治病，不在于祛寒温通，所以制附子只用6g，干姜只用9g，也没有用黄芪、人参，这个剂量较之火神派就是小儿科了，因为我们认为治病的不是制附子、干姜，不是人参、白术，而是元气。

处方：归一饮加减

制附子6g　干姜9g　炙甘草12g　川牛膝10g　（7剂）

按 加川牛膝在于引虚火下行。

二诊：2015年5月29日复诊，患者诉睡眠明显好转，仍胸闷气短，易汗出，下肢仍凉，舌淡暗苔薄白，左脉沉细，右脉细弦。

处方：归一饮加减

制附子6g　干姜9g　炙甘草12g　川牛膝10g　桂枝6g　白芍6g　（14剂）

按 加桂枝、白芍取桂枝汤调和营卫之意。

三诊：2015年6月12日复诊，患者诉胸闷气短明显减轻，汗出减少，仍关节怕冷，舌暗红苔薄，左脉略起仍细，右脉沉细。

处方：归一饮

制附子6g　干姜9g　炙甘草12g　（14剂）

此后因其母生病，至外地，继服此方2个月。

四诊：2015年8月7日回京复诊，患者诉近两月无胸闷气短，烘热汗出偶犯，频率较前比较可忽略，下肢凉略有缓解，但近几日头晕胀，乏力身懒，舌暗苔腻，左脉沉细，右脉濡如泥状。

处方：归一饮加减

制附子6g　干姜9g　炙甘草12g　藿香10g（后下）　炒白术6g　（14剂）

按 八月的北京，暑湿正盛，患者舌苔腻，右脉濡如泥状，为暑湿之象，稍加藿香、白术健脾化湿，减轻元气运行的困难，标本兼治，疗效更显。

五诊：2015年8月14日复诊，患者诉头晕胀消，身轻，舌暗苔薄，左脉沉细，右脉沉略滑。

处方：归一饮加减
制附子6g　干姜9g　炙甘草12g　炒白术6g　（14剂）

上方患者继服2个月。

按 右脉沉略滑，仍有痰湿之象，仍用白术健脾化湿。

六诊：2015年10月23日复诊，患者诉双下肢关节及脚发热，怕冷明显减轻，现仅着单裤未觉腿凉。舌暗苔薄，左脉起仍细，右脉细弦。

处方：归一饮加减
制附子6g　干姜9g　炙甘草12g　（14剂）

患者继服此药至12月，诸证悉减。

小儿多动症案

刘某，男，5岁，2015年7月31日就诊于西苑医院。主诉：多动、注意力不集中1年余，加重1个月。该患者的姥姥因头晕胸闷黏痰多就诊我处。就诊完后诉其外孙诊断小儿多动症1年余，一直服用中药治疗，问是否可以给看看。小儿的病历如下叙述："抽动障碍"1年，服中药后，症状有所减轻，停药后，又复发。所服用药物多为天麻、钩藤、蝉蜕、龙骨、牡蛎、珍珠母、菖蒲、远志、伸筋草、酸枣仁、枸杞子等。其姥姥诉患儿曾多次服用小儿至宝丹及羚羊角胶囊等，病情反反复复。近半月眨眼、扭动、耸鼻。注意力不集中，就诊时舌淡红苔薄，两脉细弦略紧。因患儿正服我院儿科汤药，未给其处方。只为其姥姥处方归一饮。

> **处方：归一饮**
> 制附子6g　干姜9g　炙甘草12g　（7剂）

此方只是嘱咐其姥姥，拿其药渣给外孙泡脚。

二诊：2015年8月7日复诊，1周后其姥姥复诊时，诉患儿多动情况竟然明显改善。后患儿停用一切中药，仅用归一饮泡脚，持续1个月，多动症竟得痊愈。后又随访半年未发作。

按 这个医案是一个意外收获，原是顺带着给患儿看看。患儿两脉细弦略紧，生长之气受到抑制，这是归一饮的适应证，但由于患儿已经在服儿科的汤药，所以只能建议用归一饮药渣泡脚，本来只是认为至少没有坏处，这种外用能起多大作用，开始也不敢肯定，而且归一饮的剂量也较小，煎煮后药渣还能有多少疗效也不好说。但没想到如此外用竟然也可以效如桴鼓，无意中开创了归一饮外用一法，这要感谢学生张萍。

听力下降案

陈某，女，20岁，2014年12月26日就诊。主诉：听力下降5年余，加重1周。患者5年前因感冒后出现听力下降，未予重视，此后自觉听力逐渐下降，4年前因听力下降就诊于当地医院，给予佩戴助听器治疗。近1周因着急后出现听力较前下降，为求诊治来诊。就诊时症见：听力下降，佩戴助听器时有听不清楚，无耳鸣，纳可，睡眠差，入睡困难，大便不畅，月经已经结束，舌红苔薄，左脉细，右脉细弦。

処方：归一饮

制附子6g　干姜9g　炙甘草12g　（7剂）

二诊：2015年1月3日复诊，患者诉自觉听力略好转，大便畅，睡眠好转，舌红苔薄，左脉细，右脉细弦。

処方：归一饮

制附子6g　干姜9g　炙甘草12g　（7剂）

三诊：2015年1月9日复诊，患者诉大便、睡眠明显好转，且白天犯困，听力明显改善，舌红苔薄，左脉细，右脉细滑。

処方：归一饮加减

制附子6g　干姜9g　炙甘草12g　炒白术10g　（14剂）

🈯　右脉细滑，为脾湿之象，故加白术健脾化湿，标本兼治。

上方服用2周后，患者母亲就诊时代诉听力较前明显改善，大便日行1次，较为通畅，睡眠已经正常。

🈯　听力下降的原因很多，患者20岁，外感后的听力下降，可能是余邪未尽，或外邪入里，肝肾不足所致之耳鸣也不能除外。但从病机分析，不必考虑是外感还是内伤，是表邪还是里虚，从脉象上看，患者左脉细，右脉细弦，为生长之气不足，用归一饮助生长之机，使元气和，以元气无为而治之，故听力很快改善。

小儿湿疹案

姜某，男，11岁，2014年11月4日就诊于西苑医院。主诉：周身湿疹2年余。患者2年前无明显诱因出现周身皮疹，皮损处皮肤粗糙，部分有淡黄色液体渗出，皮肤瘙痒。就诊于多家医院皮肤科，反复不愈，为求诊治来诊。就诊时症见：周身皮疹，皮损处皮肤粗糙，部分有淡黄色液体渗出，痒，周身遍布抓痕，皮损以四肢为甚，躯干部较轻。平素纳可，寐可，二便调。舌红苔薄，左脉细，右脉沉。

> 处方：归一饮加减
> 制附子3g　干姜5g　炙甘草8g　防风6g　荆芥6g　（5剂）

二诊：2014年11月9日复诊，皮疹较前略好转，痒减轻，流黄水多，舌红苔薄，左脉细，右脉略弦。

> 处方：归一饮加减
> 制附子3g　干姜5g　炙甘草8g　连翘6g　（7剂）

三诊：2014年11月15日复诊，患者皮疹大部分消退，基本无渗出、脱屑，舌红苔薄腻，左脉细，右脉细弦。

> 处方：归一饮加减
> 制附子6g　干姜9g　炙甘草12g　川牛膝6g　（7剂）

四诊：2014年11月21日复诊，患者躯干部皮疹已消，四肢部湿疹无渗出，皮损部分已平，痒明显好转，色红苔薄腻，左脉细弦，右脉弦滑。

> 处方：归一饮加减
> 制附子6g　干姜9g　炙甘草12g　川牛膝6g　陈皮6g　（7剂）

五诊：2014年11月28日复诊，患者皮疹基本已平，硬、色暗、脱屑等情况减轻，舌红苔薄，左脉细，右脉细弦。

> 处方：归一饮加减
> 制附子6g　干姜9g　炙甘草12g　红花6g　（14剂）

六诊：2014年12月12日复诊，患者皮疹暗，皮损大部分好转，舌红苔薄，左脉细，右脉细弦。

> 处方：归一饮加减
> 制附子6g　干姜9g　炙甘草12g　当归6g　（14剂）

七诊：2014年12月26日复诊，患者皮疹基本痊愈，舌红苔薄，左脉细，右脉细弦。

> 处方：归一饮加减
> 制附子3g　干姜6g　炙甘草9g　川牛膝6g　（14剂）

嘱患者上方继续服半月。患者母亲就诊时代诉皮疹消，已恢复正常肤色。

牙周炎案

白某，男，62岁，2015年7月10日就诊。主诉：牙痛1周。患者1周前饮酒后出现牙痛，牙周肿痛明显，乏力，周身不适，故来求诊。就诊时症见：右侧下牙周肿痛，伴右侧面颊部肿胀，乏力，自觉周身不适，纳呆，舌红暗苔黄腻，左脉沉细略滑，右脉反关脉，滑大。

> **处方：归一饮加减**
> 制附子6g　干姜9g　炙甘草12g　川牛膝10g　藿香10g（后下）（7剂）

按　因为在暑季，患者又舌苔黄腻，内外皆湿，湿而兼热，因时制宜，加藿香解暑化湿，川牛膝引火下行。

二诊：2015年7月17复诊，患者诉服药2剂后牙痛消，欲进食，乏力减轻。复诊时舌暗苔薄，左脉细，右脉略滑。原方继续服1周。
一周后痊愈停药。

按　患者舌苔黄腻，牙龈肿痛，外有暑热，内有湿热，一般认为此时应慎用附子、干姜等大辛大热之品。但我们不关注表面现象，只关注元气的状态，关注阴（收藏之气）、阳（生长之气）的状态，患者虽外证为湿热牙痛，但患者左脉沉细略滑，是生长之气受压抑的表现，治疗只需使生长之气与收藏之气相和，元气运转无碍，无论是湿热还是瘀血都会自化。况且湿为津液所化，热是能量，《道德经》说"是以圣人常善救人，故无弃人；常善救物，故无弃物，是谓袭明。"元气无为而自有分寸，何物该留，何物该排出体外，一切无为而化，何必代化之。

恐速症案

杨某，男，32岁，2014年11月3日就诊于西苑医院。主诉：惊悸不安恐速半年余。患者半年前无明显诱因出现惊悸不安，恐速，车速高于60km/h就害怕，且夜寐不安，为求诊治来诊。就诊时症见：惊悸不安，恐速，失眠，入睡困难，易醒，多噩梦，易惊醒，纳少，二便可。舌暗红苔薄，左脉沉细尺略浮，右脉细弦。

处方：归一饮加减

制附子6g　干姜9g　炙甘草12g　川牛膝10g　茯神10g　（7剂）

二诊：2014年11月10日复诊，患者诉睡眠较前明显好转，时有惊悸，纳食量增加，二便可。患者补诉近半年性欲下降，时有早泄。舌暗红苔薄，左脉略起，尺不浮，右脉细弦。

处方：归一饮加减

制附子6g　干姜9g　炙甘草12g　茯神10g　（14剂）

三诊：2014年11月24日复诊，患者诉近2周夜寐安，无噩梦，性欲增强，无早泄，现在车速可开至80km/h，纳食可，二便调。舌暗红苔薄，左脉已起仍细，右脉细略弦。

处方：归一饮

制附子6g　干姜9g　炙甘草12g　（14剂）

上方继续服2周，嘱患者主要房事节制。

四诊：2014年12月8日复诊。患者诉现已无恐速症状，可以正常开车，无惊悸，睡眠好，近1月无早泄，自觉重新焕发新生，舌暗苔薄，左脉细，右脉略细弦，脉象柔和。

处方：归一饮

制附子6g　干姜9g　炙甘草12g　（14剂）

嘱患者上方继续服2周后停药，嘱患者每年冬至、夏至复诊。

按 恐速症，怎么治？学生张萍没有治疗的经验，笔者也没治过。但本书方法最大的好处就是不太关注疾病，重在关注元气，关注生长之气和收藏之气的状态，所谓察其二，归其一；察阴阳，归一元。对于即使没治过的疾病，只要知道元气的状态就可以。以不变应万变，正是"归一""归元"的优势所在。

遗精案

郝某，男，28岁，2015年11月6日就诊于西苑医院。主诉：遗精3个月。患者3个月前无明显诱因出现梦遗，每周3次左右，伴神疲乏力，多梦，为求诊治来诊。就诊时症见：梦遗，每周3次左右，神疲乏力，时有腰酸，纳可，寐差多梦，二便尚调。舌暗苔薄，左脉沉细尺略浮，右脉细滑。

处方：归一饮加减
制附子6g　干姜9g　炙甘草12g　川牛膝10g　（7剂）

二诊：2015年11月13日复诊，患者诉神疲乏力减轻，眨眼好转，遗精1次。舌暗苔薄，左脉细，右脉细略滑。

处方：归一饮
制附子6g　干姜9g　炙甘草12g　（7剂）

三诊：2015年11月20日复诊，患者诉近1周无遗精，神疲乏力好转，寐香，略有口干，舌暗苔薄，左脉细，右脉细滑略大。

处方：归一饮加减

制附子6g　干姜9g　炙甘草12g　炒白术6g　川牛膝6g　（7剂）

四诊：2015年11月27日复诊。患者诉近段时间无遗精，不再神疲乏力，寐安，口干好转，舌暗苔薄，左脉细已起，右脉细略滑，不大。

处方：归一饮

制附子6g　干姜9g　炙甘草12g　（14剂）

嘱患者2周后停药。

2015年12月18日患者特来告之近段时间无遗精，身轻，寐安。

第二节　宋宜宁医案

（宋宜宁，女，32岁，中国中医科学院西苑医院针灸科主治医师。）

笔者临床应用归一饮大多用"制附子10g，干姜15g，炙甘草20g或者大枣20g"。张萍则根据我的理论推断，认为既然归一饮、观复汤只是信息传递，更小剂量也应该有效，所以在临床上开始尝试应用"制附子6g，干姜9g，炙甘草12g或者大枣12g"，取得了较好的疗效。而宋宜宁认为现代人多熬夜、思虑过度、耗神，所以多有潜在的阴不足，制附子量大反而会有虚火，所以宋宜宁在开归一饮之前都会告诉患者，服用归一饮或者观复汤是个长期的工程，吃一段时间药还要停一段时间，让水谷精微有产生、运化的时间，然后观察脉象再定怎么服药。宋宜宁体会患者身体改变越慢，对身体的益处越大，损伤也越小，因为药物也消耗人体的元气，无论是补药还是泻药。而且长时间的修复对于元气恢复会更稳定，结果也会更稳定，因此宋宜宁常用归一饮"制附子3g，干姜6g，大枣18g"。俗话说"王道无近功""治大国若烹小鲜"，临床上不要急功近利，只关注眼前的症状和化验治标，而是要关注长久的预后。

宋宜宁应用归一饮的过程中发现推动元气固然重要，但如果推动后没有及时的休养配合，就极易出现虚火上炎或过度精神亢奋的状态，如果这种状态持续，用药反而有害无益。由于现代生活节奏偏快，压力大、作息严重不规律的情况屡有发生，尽管在服药之始反复强调熬夜的危害，仍有很多患者不能够遵守早睡的要求，因此谨遵《道德经》"致虚极，守静笃，万物并作，吾以观其复"之道理，将最初的常用剂量：制附子12 g，干姜15g，大枣18g，减至制附子3g，干姜6g，大枣18g，使得推动元气的力量变得柔和。因此，一方面要反复和患者强调养生的重要性，另一方面可以减少"生发过度"的可能。宋宜宁在临诊过程中发现，小剂量长周期的用药，不但可以使阴阳的匹配得更加适宜，更可以在与患者长期交流的过程中，辅助他们培养良好的生活习惯，规律作息，如此不但可以改善远期预后，还可以使治疗效果保持长期稳定。宋宜宁经过大约5年的用药观察，发现用归一饮或观复汤一段时间，然后停药一段时间，再用归一饮或观复汤，如此反复几个周期，最终效果比短期内用较大剂量的药物所达到的效果更好、更持久。

偏头疼案

张某某，男，46岁，因反复发作偏头痛20余年，于2015年 4月15日就诊。此20余年间，偏头痛频繁发作，症状严重，头痛欲裂。发作次数几乎为半月一两次，工作劳累时尤甚。患病早期，曾多次就诊于西医及中医院，服中药汤剂无数，方剂大多以祛风止痛，活血化瘀，疏肝理气为法，收效甚微。最终放弃中药，仅在发作时服止痛药以缓解症状。详细询问病史后，了解到患者的工作为IT行业，工作压力持续不减，且睡眠时间完全无规律。双手脉均沉弱，以左手为著，寸关尺均沉偏细，右脉沉、弦紧。考虑患者作息问题，嘱其尽量提早睡眠时间，加之当日患者头痛剧烈，先以针灸患处暂时止痛。

处方：归一饮
制附子3g　干姜6g　大枣18g　（7剂）

嘱其隔日复诊再行针灸，因工作忙碌未至。

二诊：2015年4月23日复诊，自诉当日开始服归一饮后，翌日头痛由刀割斧凿般减轻至隐隐钝痛，虽工作仍劳累繁重，却仍可坚持，服至第6剂时，疼痛基本消失。

处方：归一饮
制附子3g　干姜6g　大枣18g　（14剂）

后原方坚持服1月，偏头痛未再发作。随访3个月，诉偏头痛未再发作，嘱其坚持良好作息规律。

月经不调伴高血压病案

王某某，女，49岁，主因"月经淋漓不尽半月"于2014年12月1日就诊。自诉月经无规律已1年余。既往无高血压病史，近半月来，血压偏高，最高150/75mmHg，未服用降压药。诊其脉，双寸脉浮滑，均可达鱼际。双关尺略浮滑，重取无力。考虑患者脉象及症状，予以观复汤。

处方：观复汤
红参10g　干姜10g　炒白术10g　炙甘草15g　（3剂）

嘱其每日测量血压。

二诊：2014年12月4日，三日后复诊，患者自诉服第2剂后，经血几乎停止，血压也降至130/75mmHg。再诊其脉，双寸脉仍上鱼际，双关尺脉较前明显沉弱，予归一饮。

处方：归一饮

制附子3g　干姜6g　大枣18g　（7剂）

三诊：2014年12月11日复诊，7剂后，经血完全止住，血压降至120~130/70~80mmHg。后随访半年，血压未见异常。

闭经不孕案

苏某某，女，29岁，主因"闭经7个月"于2014年9月25日就诊。自末次月经起已7个月未潮。曾就诊于多家医院妇科，治疗期间服用调经类中药，仍未见月经来潮。诊其脉：双侧脉寸关尺重取均沉细紧，以右脉为著。了解其工作为某著名杂志编辑，工作压力大，生活不规律，嘱其子时前入睡，并予以归一饮。

处方：归一饮

制附子3g　干姜6g　大枣18g　（14剂）

间断服用3个月，嘱服用7天停两天，辅以针灸取任脉脾经穴位，每周3次。

二诊：3个月后，月经来潮，血量少，血色暗。月经结束后，再次给以归一饮治疗。

处方：归一饮

制附子3g　干姜6g　大枣18g　（14剂）

三诊：14剂后停药，初始两个月，月经周期在45~60天。

后每于月经停后予以归一饮3周，以此规律连续再服3个月，月经周期调至30~35天。完全停用药物后3个月，随访月经一直规律来潮。患者后正常怀孕，孕1女。

大便失禁案

孙某某，女，78岁，主因"大便失禁3年余"于2013年11月22日就诊。患者频繁大便漏出弄脏内裤，曾就诊于肛肠科，诊为"功能性大便失禁Ⅱ度"，予以西药治疗及康复训练后未见缓解。由于症状反复，患者感觉到非常沮丧，严重影响到生活质量。诊其脉，双侧脉重取偏沉，右关中取偏紧，左关中取滞涩。予以归一饮治疗。

处方：归一饮
制附子10g　干姜10g　大枣18g　（7剂）

二诊：7剂后，患者自诉长期的腹胀症状减轻，排便未见改善。继服原方14剂。

之后继续予以归一饮半年，大便失禁症状减轻，可以保持大便仅偶尔弄脏内裤，自觉大便多数时可以控制。随访3个月，可保持在治疗后状态。

眩晕案

丛某某，女，55岁，主因"反复发作头晕伴双胁肋部胀闷感10年余"于2014年2月9日就诊。患者10年前无明显诱因出现眩晕，无视物旋转，与体位无关，虽眩晕不甚，但发作起来无论何时都自觉头目不清，且发作时间长，一般持续几天甚至几周之久。双侧胁肋部胀闷，食后尤甚，且食欲缺乏不思饮食。曾多次就诊于西医院，行全身各项检查，仅颈椎X线片提示退行性改变。诊其脉，双侧寸关尺皆沉，均重取可得，双关脉重取有堵塞感。予以归一饮治疗。

处方：归一饮
制附子3g　干姜6g　大枣18g　（14剂）

二诊：2014年2月23日复诊，服后症状无改善，脉象也同前。继续用归一饮。

处方：归一饮
制附子3g　干姜6g　大枣18g　（14剂）

三诊：2014年3月5日复诊，服14剂后，脉象双侧寸关尺仍沉，但双关脉滞涩感减轻，患者自觉头晕发作频率下降，且胁肋部胀闷感已不会在饭后加重。

停药半月，嘱其规律作息、均衡饮食，半月后仍以归一饮治疗。

处方：归一饮
制附子10g　干姜10g　大枣18g　（14剂）

仅每日早餐后服半剂，再坚持1个月。

四诊：2014年4月5日复诊，1个月后，诊其脉，双侧寸关尺脉较前有力，且左关脉滞涩感明显减弱。嘱停药半月，继续以归一饮治疗。

处方：归一饮
制附子3g　干姜6g　大枣18g　（14剂）

仅每日早餐后服用半付的方法服用1个月。

患者自觉眩晕症状基本消失，仅在劳累后会有发作，胁肋部胀闷感基本消失，餐前有食欲。停药2个月后症状未反复。

半年后随访，患者自诉症状基本未再发作，且乏力感明显减少。

更年期综合征失眠案

柳某某，女，58岁，主因"失眠伴潮热心悸8年"于2015年11月2日就诊。患者自8年前月经紊乱出现失眠，入睡后易醒，醒后难以再入睡。白天易烦躁，时有潮热、心悸。曾就诊于心血管科做相关检查未见异常。5年前绝经后症状加重，入睡开始困难，时有躺下1~3小时不能入睡的情况。中西药均服用过未见缓解。此次就诊，诊其脉，双侧寸脉浮，上达鱼际，双关尺沉，尺脉尤甚。

> **处方：归一饮**
> 制附子3g　干姜6g　大枣18g　（14剂）

服至第9剂，患者诉每日开始出现轻微咳嗽排痰，痰出后感觉清爽，入睡仍困难，但是睡着后不容易醒，晨起疲乏感减轻。服至第14剂时，自诉右侧颌下淋巴结肿痛。

二诊：2015年11月16日复诊，右侧颌下淋巴结肿痛，咳嗽咯痰已愈。入睡困难，睡后不易醒了。诊其脉，左关尺脉已较前有力，加大药量仍用归一饮。

> **处方：归一饮**
> 制附子10g　干姜10g　大枣18g　（14剂）

三诊：2015年11月30日复诊，服7剂后，患者诉颌下淋巴结疼痛减轻，且晚间22点左右开始困倦，躺下后约1小时可以入睡。

再服7剂后，患者诉之前长期伏案工作的颈肩痛几乎完全消失。颌下淋巴结疼痛消失，再诊其脉，双关尺脉较前有力，左寸脉不再偏浮。嘱停药。

第三节　张芳芬医案

（张芳芬，女，49岁，原为解放军309医院主治医师，现于中国中医科学院西学中班学习中医。）

张芳芬毕业于中国人民解放军第四军医大学，本是西医医生，跟笔者学习近一年半，从理论到临床都有了明显的进步，且能够独立诊病。这两个病例中的患者都是她的亲属，记录详细，而且有意外之喜，遂录于此。

腹痛腹泻伴听力下降案

方某某，男，78岁，于2016年1月15日就诊。主诉：间歇性腹痛、腹泻伴听力下降近10年。平日遇寒风或饮食生冷即腹痛、腹泻，经常发现大便中有未消化的食物。曾以理中汤、附子理中汤治疗，症状有所好转，但仍易反复。年轻时曾患胃溃疡，经治疗后未再复发。患者双耳听力下降10余年，常年需佩戴助听器生活，严重影响日常交流。患者精神不振，纳差，表情淡漠；舌淡、脉沉滑，左手脉尤甚。

病机：患者脉沉滑，左手尤甚，故其生长之气、收藏之气均受损，生长之气受损更明显。圆运动失去正圆状态，无法冲和，进而损伤元气。因而元气无法实现无为而治的功能。因此，出现脏腑损伤、气机不畅。

治则治法：修复元气，启动天根之机，使生长之气与修复之气相合，达到归一而实现元气无为而治的正常功能。圆运动逐渐走向正常的循环，元气就能逐渐充实、修复。进而担负人体总指挥、总设计师的职责，——清除人体的病源，达到"以平为期"的健康状态。

处方：归一饮

制附子6g　干姜9g　大枣12g　（20剂）

患者服3剂后腹泻症状好转，服10剂左右腹痛、腹泻症状基本消失，遇风寒时偶尔有轻微腹痛、腹泻症状。

二诊：2016年3月4日复诊，患者脉仍偏沉，湿滑象明显减轻。不用佩戴助听器亦能听清声音。走路较之前有力，与家人沟通明显增多。服药期间曾突然出现发热、乏力、胸闷，但体温正常。自服感冒药，半日后上述症状消失，维持原方治疗。

元气神机：先秦中医之道

186

> 处方：归一饮
> 制附子6g 干姜9g 大枣12g （28剂）

三诊：2016年4月5日复诊，患者脉象略偏沉，较前和缓，湿滑象消失。患者无不适。因嫌原汤药太辣，故此次改用小剂量归一饮。

> 处方：归一饮
> 制附子3g 干姜3g 大枣20g （7剂）

按 此处患者若没有明显的阴不足，干姜的剂量仍要稍高于制附子的剂量已成生发之势。

四诊：2016年4月12日电话问诊。近日患者听力较之前略有下降，仍无需佩戴助听器。每日步行距离明显增加，已由服药前的每日4000余步增长至一两万余步。恢复归一饮至首诊剂量。

> 处方：归一饮
> 制附子6g 干姜9g 大枣12g （10剂）

五诊：2016年4月22日电话问诊。患者听力好转，目前已达到正常人的

80%左右，其余无不适。予以归一饮稳定治疗。

> 处方：归一饮
> 制附子6g　干姜9g　大枣12g　（28剂）

目前随诊中。

按 无心插柳柳成荫，本来是治疗腹泻、腹痛，治疗后不但腹泻、腹痛痊愈，听力也意外好转，这在归一饮、观复汤的治疗中屡见不鲜，充分体现了元气无为而治的力量。

半月板损伤案

刘某某，女，73岁，因半月板损伤3月余于2016年3月4日就诊。患者于2015年11月中旬因活动不当导致右膝半月板急性损伤，未及时就诊。近期逐渐出现右膝疼痛、交锁、打软，行走时加重。夜间右下肢疼痛影响睡眠，严重时患者无法上下楼。北京某医院骨科诊断其为半月板损伤，建议休息、局部使用骨痛贴等。患者每日贴一次仅能好转三四个小时；经针灸治疗3次以后，右膝疼痛好转40%~50%。但每日行走时仍会出现一两次右膝打软、轻度疼痛、乏力的症状。每日最多行走500米，上下楼仍困难；夜间仍因右膝轻度疼痛影响睡眠。遂寻求中药治疗。患者右膝无红肿，双侧有压痛；舌苔薄白，脉涩偏沉。

病机分析：患者双手脉涩偏沉，生长之机及收藏之机均受阻，人体无法按照正圆运动，导致元气受损；元气失去中和之性，不能担负无为而治之责。

治则治法：自天根处启动人体的生长之机，使生长之气与收藏之气相和，恢复元气，不治而治。

处方：归一饮加减
制附子10g　干姜15g　大枣20g　老鹳草10g　川牛膝12g　（14剂）

二诊：2016年3月18日复诊。脉不沉，脉涩较原来减轻；右膝盖打软、疼痛次数减少，偶有发生；右下肢较之前灵活，上下楼较之前容易。予以归一饮原方治疗。

处方：归一饮
制附子10g　干姜15g　大枣20g　（14剂）

三诊：2016年4月10日复诊，复诊之前停药已一周。左脉仍轻度涩滞，右膝打软、疼痛基本消失，右下肢力量渐增强，患者连续一周每日行走一万步以上，无任何不适。原容易口渴，夜尿次数较多（每晚三四次）；现口渴减轻，夜尿次数减少（每晚一两次）。患者去年初掉牙一颗，近日此处长出一颗新牙。目前以归一饮小剂量维持治疗。

处方：归一饮
制附子3g　干姜5g　大枣12g　（28剂）

目前随诊中。

按 患者已73岁高龄，在原来掉牙的地方又长出新牙，是意外之喜。肾主骨，齿为骨之余，说明元气对骨的修复是全身性的，不只涉及膝关节，还涉及牙齿。这又一次印证了元气无为而无不为的道理。

张芳芬感悟：

在西学中班第一年的理论课学习时，有幸遇到张东老师。第一节课讲阴阳五行时，张老师的讲解令人耳目一新。原来以为金克木就是金属可以砍伐树木、火克金就是火可以熔化金属……听了张老师的讲解才知道，这是古人的一种比喻，实际上五行是指气的生长化收藏五种状态，是阴阳的深入表达。当时觉得这才是正宗的中医。

多年从事西医临床工作的我，开始学中医时有很多障碍，首先是思维障碍。西医面对病人时多着眼于疾病，而中医则是强调将病人作为一个整体，变中求辨。

张老师用最短的时间帮我建立了正确的中医思维，让我少走了很多弯路。事实证明，他的教学方式是独特而有效的。不久之后幸运地拜张老师为师。

因为讲解的是自己创立的理论和方剂，所以张老师讲课时几乎不用PPT，边讲边板书，引经据典、生动有趣。通过一年多的学习，不仅学到了不少中医知识，而且更为深刻地认识了中国传统文化。从此开始热爱经典，并开始自学五运六气，也得到了老师的支持和鼓励。

在临床跟诊学习的一年时间里，感受颇深，主要有以下几点：①张老师擅长从源头讲解中医知识，帮助我们逐步理解古人的思维，使我们一窥中医的本真。②要求我们从《道德经》《周易》《黄帝内经》开始学习，逐步领悟无为而无不为的境界，使我们踏上了更高的中医起点。③强调功夫在诗外，学中医不要只看中医书籍，应该广泛涉猎中国传统文化，从古文字学到古天文学再到考古学等，让我体会到了"智者察同，愚者察异"、豁然开朗一通百通的境界。④传授脉诊采用前所未有的"无为"的观念，自觉受益匪浅。目前已能以脉诊为主用于中医临床诊断了。

开始觉得学得很慢，但后来反而变快了。其实这才是"磨刀不误砍柴工"的真正捷径。

跟师学习一年，亲眼目睹了张老师以元气理论用于临床的诸多成功病例。真没想到元气无为竟然真的能治疗这么多疾病，而且多是疑难病例。

在老师的鼓励下，我也开始应用张老师所创立的"归一饮""观复汤"治疗病人。从中收录了以上两例病案。

第一例患者最主要的主诉其实是腹痛、腹泻，遇寒遇风尤甚。我并未过多地关注患者的症状，而是认为应该关注元气，让元气自发运转、巡航、搜索，自行解决问题，真正达到无为而治的境界。故予归一饮的原方治疗，未做任何加减。一开始并未意识到可以解决听力问题。因为患者听力障碍很多年了，就诊时患者家人也没有在意这点。但是接下来的疗效却超出了所有人的期望，不仅腹痛、腹泻治好了，而且听力也恢复到正常人的80%左右。

第二例患者也是用归一饮治疗，两周以后改为原方治疗，一月以后，不仅原有的症状大为改善，而且70多岁的人还长出了新牙。

这实在令我惊喜，也增强了我对张老师理论的信心。通过这些病例，我初次体验到元气无为而治的境界。

感谢张老师将元气无为的理论应用到中医中，让我们能够在临床中执简驭繁，解决许多以前难以解决的问题。使我意识到，有时候中医临床疗效不佳并不是中医本身的问题，而多是医者的境界不够、思维不对所致。

后
记

　　我不赞同任何贬低中医抬高西医或者贬低西医抬高中医的说法，这都是因为没有看到中西医的本质所致。中医和西医的本质区别不在于是不是用中国产地的草药、不在于是针灸还是输液，而在于思维方法之不同，不同的思维方法导致了对同一个问题的不同解决思路和解决方法。无论是草药还是针灸，都只是工具而已。所以虽然都是用草药和针灸，如果其背后的思维和思路已经西医化了，那中医存在的价值也就有限了，而中医存在的价值恰恰在于其独特的思维价值。

　　今天中医院校教育的弊端多是忽视了对这种思维方式的学习，这种思维就是中国传统文化的思维。中医院校里虽然学的都是阴阳五行，学的都是脏腑经络，但却过多地应用了西方思维，这就像想做一道中国菜，明明食材和菜谱都是中国的，却用的是做西餐的方法。用西方的思维统辖中医，失去了用中国传统思维分析问题、解决问题的能力，是许多中医毕业生上临床后不会用中医看病或是看病疗效差的重要原因之一。但许多人看不到这一点，因为主流的教育就是这么教的啊，教的既然"没错"，那要不就是怀疑自己的悟性，要不就是怀疑中医本身，但不管怎样都没法再深入学习下去了。

如果学习中医的时候应用的是西方思维，从学校毕业后又大量接触西医（在公立的大医院接触西医的机会更多），这些学生就更容易接受西医的思维，所以相当一部分学习中医的人很快就被西医同化了，中医成了一件装门面的衣服而已。如果这样的医生占了中医的大多数，那中医就成了皇帝的新衣。

我没有家传，毕业于北京中医药大学。我很早就意识到中医教育的问题，毕业以后一直坚持独立学习，一是大量阅读中医著作，二是深入学习中国传统文化。中国传统文化是这些中医著作的思维背景和思维源泉，对中国传统文化的学习不但要涉及中国古代哲学，还应涉及古文字学、古天文学、考古学、古代美学等。今天，我写出这本书，也是对《道德经》《周易》经年学习的总结。

我对中医的学习和临床实践大致经过了三个阶段：

第一阶段的学习思路竟然是受到了金庸小说的启发，对我启发的并不是金庸小说的故事或者里面传奇的武功，而是渗透其中的中国传统文化和哲学思想。25年前，读到金庸的武侠小说《笑傲江湖》，里面描述了一种绝世武功叫独孤九剑，独孤九剑的原理是以无招胜有招。没有固定的招数，对方有什么招式独孤九剑就会相应化生出什么招式化解之。独孤九剑的原理其实包含了中国传统思维中重变化的特点，《周易·易传》说："易之为书也，不可远，为道也，屡迁，变动不居，周流六虚，上下无常，刚柔相易，不可为典要，唯变所适。"唯变所适，正是独孤九剑所包含的哲理，中医认为方无定方、法无定法也是这个道理。中医所适之变是病机，也就是有什么样的病机用什么药，药物根据病机来组合，自然就成了一个方子。药物若与病机丝丝入扣，自然就是一个疗效好的方子。所以我做主治医师之前，多用此方法。我学习了中医的各家学派，包括经方各家、温病各家、金元四大家、温补派各家等，25年前一个偶然的机会我在北京中医药大学图书馆线装书库中读到彭子益的《圆运动的古中医学》，对我影响很大，但从不死守一家，因为各家有其长亦有其短，疾病永远比我们掌握的医学知识要复杂得多。这种随（病）机应方（剂）的治疗思路，首先要对患者的病机有深入的认识，然后对于药物要精熟，最后还要将药物根据病机按照君臣佐使组成一个方子，而不是药物的堆砌。这样每次看病就像一次创作，非常费神，有时候需要很长时间，好在那时候做住院医师，每天所管的病人相对固定，每天都有时间详细观察病人，于是形成了我第一阶段临床思路。

第二阶段，是晋升为主治医师以后，由于接诊的患者越来越多，临床上常常没有充裕的时间去创作处方用药，于是开始越来越多地用成方，而且越来越发现一些古代名方所具备的深刻思想，尤其是经方。在第一阶段学习《伤寒论》的时候还仅仅将之当作按照八纲辨证分类的方剂学，后来越来越认识到不明白《伤寒论》的思想体系、不明白六经辨证的本质，是不能明白经方之用的。例如，我曾治疗一个顽固性阳强的病例，患者曾经多方治疗没有效果，曾用过清热、利湿、活血、疏肝、补肾，甚至用芒硝等方法均无疗效，后来我根据六经辨证，应用治疗厥阴病下痢的方剂白头翁汤原方未做加减，竟5剂而愈。又如治疗一男性患者，患慢性疲劳综合征，疲乏无力严重，多方治疗3年无效，曾用过补气、温阳、化饮、祛痰、祛风、化湿等方法，但都是稍有好转，不能痊愈，而且经常反复，我开始用真武汤，也仅是稍有好转。患者没有恶寒、无汗、咳嗽、身痛、烦躁等症状，只是乏力，我后来根据脉象予以大青龙汤原方，两周而愈。另外如用麻杏石甘汤原方治疗Ⅰ级高血压病患者，未用西药，两周后血压降至正常且维持稳定。又如用五苓散原方治疗顽固性失眠，患者基本没有《伤寒论》所说的五苓散证的任何症状，如小便不利（无论是小便多还是少），没有发热、水肿、口渴等症状，但符合太阳蓄水的病机即用之，无不应手而愈。

大家都知道叶天士是温病大家，但一些医家常常将温病学派与伤寒学派对立论之，遵伤寒（学派）而贬温病（学派），殊不知学习和应用《伤寒论》最好的医家恰恰是叶天士，叶天士对于《伤寒论》做到了师其法而不泥其方，其卫气营血辨证正是《伤寒论》六经辨证的变通，叶天士可谓深得仲景之心，可以说叶天士对《伤寒论》的理解超过了一些古代经方大家。

这个阶段我用的成方当然也包括时方，如用逍遥散治疗不少长期的慢性咳嗽，或诊断慢性支气管炎，或诊断慢性咽炎，只要符合逍遥散的病机，不需任何加减，也不加止咳化痰的中药，常常经年咳嗽应手而愈。

第三个阶段就是本书所叙述的思想，这一思想的产生是一点点慢慢成熟起来的。当初的理论逐渐完善，在实践中诊治疾病的范围逐渐扩大，开始只敢将归一饮用于一些明显寒证疾病，后来发现一些所谓的热性疾病如丹毒、带状疱疹、急性充血性结膜炎、急性化脓性扁桃腺炎等应用效果出奇地好。开始也在想这些疾病难道是真寒假热，到后来发现已经不必执着于是寒是热、是虚是实了，只需看元气的状态，看人体气化之圆的运动状态。生发之气不足或者阻滞的，即是阴证，用归一饮和之；反之收藏之气不足或者阻滞就是阳证，用观复汤和之；阴阳相和，元气修复是根本。因为说到底是人体的元气在治病，而不是归一饮和观复汤在治病，归一饮和观复汤只是个媒介而已。以后用这一思想治疗的疾病越来越多，病种越来越多，以前治疗困难的疾病，竟能速效。我近六七年治疗疾病绝大部分都应用本书所述的思想。

最后，我要真诚的感谢我的老师以及为我写序的三位前辈。我的老师翁维良教授是全国名老中医药专家、首都国医名师，他治学严谨、视野开阔、待人宽厚、汇通中西医，老人家的言传身教，让我受益颇深。王永炎院士以近八十岁的高龄在病中为本书做序，一笔一画亲笔写了1500多字的序言，最后还用魏徵的名言"安危不贰其志，险夷不革其心"勉励我，王老师的殷切之心令我感激不已，王老师的序言手稿我会永远珍藏。樊代明院士从书中看到了中西医整合的思路，给予我莫大的鼓励；麻柔老师更是谆谆教导我要坚持走通过中国传统文化复兴中医的路。三位前辈对于我的勉励，让我深为感动，也坚定了我探寻中医之源，复兴中医的理想。

因此，著此书，将其奉献于同道者。

著　者

2016年4月